essentials

Elisabeth Wagner

Borderline-Persönlichkeitsstörungen versorgungswirksam behandeln

Praxisrelevantes Grundlagenwissen für eine flächendeckende Primärversorgung

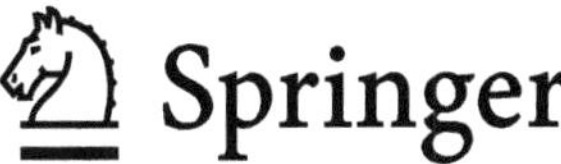

Elisabeth Wagner
Akademie für Psychotherapeutische Medizin
Wien, Österreich

ISSN 2197-6708 ISSN 2197-6716 (electronic)
essentials
ISBN 978-3-662-72854-3 ISBN 978-3-662-72855-0 (eBook)
https://doi.org/10.1007/978-3-662-72855-0

Die Deutsche Nationalbibliothek verzeichnet diese Publikation in der Deutschen Nationalbibliografie; detaillierte bibliografische Daten sind im Internet über https://portal.dnb.de abrufbar.

Springer ist ein Imprint der eingetragenen Gesellschaft Springer-Verlag GmbH, DE und ist ein Teil von Springer Nature.
Die Anschrift der Gesellschaft ist: Heidelberger Platz 3, 14197 Berlin, Germany

Was Sie in diesem *essential* finden können

- Die wichtigsten Fakten zum Langzeitverlauf, zur Mortalität und den Ursachen der Borderline-Persönlichkeitsstörung
- Eine überblicksartige Darstellung des empirisch gesicherten Behandlungswissens
- Die kritischen Befunde aus Sicht der Versorgungsforschung
- International etablierte Modelle für eine effiziente Basisversorgung
- Hilfestellung für einen verantwortungsvollen, professionellen Umgang mit Suizidalität und Selbstverletzungen

Abstract

Dieses Buch soll das empirisch gesicherte Behandlungswissen in Bezug auf die Borderline-Persönlichkeitsstörung zusammenfassen und auf dieser Basis Vorschläge für eine versorgungswirksame Behandlung formulieren. Es beinhaltet die wichtigsten Fakten zum Langzeitverlauf, der Mortalität und den Ursachen bzw. Entstehungsbedingungen der Störung. Den Mythen der schlechten Behandlungsprognose und der Interpretation als Traumafolgestörung wird ein differenzierter Blick auf die Studienlage gegenübergestellt und dabei gezeigt, dass die Prognose besser ist als erwartet und bezüglich Pathogenese biologische, biographische und soziale Faktoren zu berücksichtigen sind. Neben den S3-Leitlinien werden als best-practice Beispiel das Hamburger Modell der Integrierten Versorgung-Borderline sowie international anerkannte Konzepte für ein basales Casemanagement vorgestellt. Auf den Umgang mit chronischer Suizidalität und Selbstverletzungen wird ausführlich eingegangen, um auch weniger erfahrenen Behandelnden ein professionelles, verantwortungsvolles Vorgehen näher zu bringen.

Damit soll für alle Ärzt*innen, Psychotherapeut*innen und andere psychosoziale Helfer*innen das empirisch gesicherte und praxisrelevante Grundlagenwissen so aufbereitet werden, dass sie einen Beitrag zu einer basalen flächendeckenden und damit versorgungswirksamen Behandlung leisten können.

Inhaltsverzeichnis

Dr. Elisabeth Wagner, Fachärztin für Psychiatrie und Psychotherapeutische Medizin und Lehrtherapeutin für Systemische Familientherapie, publiziert seit vielen Jahren schwerpunktmäßig zum Thema Persönlichkeitsstörungen.

Einleitung

1

Die Punkt-Prävalenz der Borderline-Persönlichkeitsstörung in der Bevölkerung wird in den meisten Studien in der Gesamtbevölkerung mit 1–2 % (Lenzenweger et al. 2007; Volkert et al. 2018), in der Adoleszenz mit ca. 5 % geschätzt. Damit ist deutschlandweit von ca. einer Million Betroffenen, in Österreich von ca. 100 000 Betroffenen auszugehen. In klinisch-psychiatrischen Kontexten machen Patient:innen mit Borderline-Störung im stationären Bereich ca. 22 %, im ambulanten Bereich ca. 12 % der Behandelten aus (Ellison et al. 2018). Das macht die Borderline-Störung zu der Persönlichkeitsstörung mit der höchsten klinischen Relevanz. Das Geschlechterverhältnis ist insgesamt vermutlich ausgeglichen, allerdings sind es vor allem Frauen, die therapeutische Unterstützung in Anspruch nehmen, sodass 70 % der behandelten Borderline-Patient*innen weiblich sind (DGPPN 2022). Da bei männlichen Borderline-Betroffenen externalisierende Symptome wie Aggressionsdurchbrüche und dissoziales Verhalten im Vordergrund stehen, finden sich viele in forensischen Kontexten oder Gefängnissen.

Obwohl es wirksame Behandlungsmethoden gibt, zeichnet die Versorgungsforschung ein problematisches Bild. Noch immer bleibt ein Großteil der Borderline-Patient*innen insuffizient versorgt und verursacht durch Krisenaufnahmen, die allerdings kaum zu einer längerfristigen Stabilisierung beitragen, hohe Behandlungskosten. Es gibt im deutschsprachigen Raum zwar punktuell hoch spezialisierte Behandlungsangebote, eine flächendeckende ambulante störungsspezifische Basisbehandlung, die dazu beiträgt Krisenaufnahmen zu vermeiden, fehlt aber. Absicht dieses Buches ist es, international anerkannte, aber im deutschen Sprachraum wenig rezipierte basale Behandlungsansätze vorzustellen, die aufgrund ihrer Niederschwelligkeit leichter zu vermitteln sind und daher eher flächendeckend an-

E. Wagner, *Borderline-Persönlichkeitsstörungen versorgungswirksam behandeln*, essentials, https://doi.org/10.1007/978-3-662-72855-0_1

1

geboten werden könnten als die anspruchsvollen spezialisierten Behandlungsansätze, die aktuell in den S3-Leitlinien empfohlen werden.

Dafür soll zunächst das empirisch gesicherte Behandlungswissen über die Borderline-Störung übersichtlich aufbereitet werden: Nach einem kurzen historischen Abriss über die Konzeptentwicklung werden die wichtigsten Untersuchungen zum Langzeitverlauf und zur Mortalität vorgestellt. Auf die „Ursachen" und Entstehungsbedingungen, vor allem auf die Bedeutung von Traumatisierung, wird ebenso eingegangen wie auf die in der S3-Leitlinie formulierten allgemeinen Behandlungsempfehlungen. In weiterer Folge werden die vier empirisch gesicherten störungsspezifischen Behandlungsansätze (DBT, TFP, MBT und Schematherapie) sowie das Hamburger Modell der Integrierten Versorgung – Borderline als ein Best-practice-Beispiel vorgestellt, bevor näher auf die Merkmale einer versorgungswirksamen Basisbehandlung eingegangen wird. Da die größte Herausforderung in der Behandlung von Borderline-Patient*innen der Umgang mit akuter und chronischer Suizidalität ist, wird diesem Thema ein eigenes Kapitel gewidmet.

Empirisch gesichertes Grundlagenwissen zur Borderline-Persönlichkeitsstörung

2

2.1 Kurzer Abriss der historischen Entwicklung des Konzepts und der Behandlung der Borderline-Persönlichkeitsstörung

Der Begriff stammt von Adolf Stern (1938), einem ungarisch-amerikanischen Psychoanalytiker, mehrere Jahre Präsident der New York Psychoanalytic Society, der damit Patient*innen beschrieb, die sich durch klassisch analytische Behandlung nicht besserten. Die psychiatrische Fachwelt nützte dieses Konzept lange Zeit nur zurückhaltend, da es aufgrund der hauptsächlich beschriebenen intrapsychischen Mechanismen als eher spekulativ beurteilt wurde. Dies änderte sich erst in den späten 70er-Jahren, nachdem John Gunderson 1975 im American Journal of Psychiatry den Beitrag „Defining Borderline patients. An overwiew" veröffentlicht hatte. In dieser Publikation zeigte dieser Pionier der empirischen Auseinandersetzung mit der Borderline-Störung, dass diese durch beobachtbare (Verhaltens)Kriterien operationalisiert und mit einem halbstrukturierten Interview reliabel diagnostiziert werden kann. John Gunderson wird uns als Begründer des „Good psychiatric Management-Ansatzes" der Borderline-Persönlichkeitsstörung in einem späteren Kapitel wieder begegnen.

1980 wurde die Diagnose erstmals ins DSM-III aufgenommen. Lange Zeit herrschte therapeutischer Pessimismus, obwohl bereits 1986 die Chestnut Lodge Studie (McGlashan 1986) passable Langzeitentwicklungen für die Borderline-Persönlichkeitsstörung nachwies. Damals wurden 322 Patient*innen mit einer Schizophrenie-Spektrum oder Borderline-Persönlichkeitsstörung durchschnittlich 15 Jahre nach Behandlungsbeginn nachuntersucht. Dabei fand sich bei den Borderline-Patient*innen ein weitaus besserer Verlauf als bei den schizophrenen

E. Wagner, *Borderline-Persönlichkeitsstörungen versorgungswirksam behandeln*, essentials, https://doi.org/10.1007/978-3-662-72855-0_2

Patient*innen. In der Chestnud-Lodge Klinik, einer kleinen privaten psychiatrischen Behandlungseinrichtung, wurden schwer chronisch kranke Patient*innen auch psychotherapeutisch intensiv behandelt. Von zentraler Bedeutung war hier Frieda-Fromm Reichmann, eine deutsch-jüdische Psychoanalytikerin, die nach ihrer Emigration bis zu ihrem Tod im Jahr 1957 als Director of Psychotherapy das Behandlungsverständnis prägte. Bekannter noch als ihr Hauptwerk *Principles of Intensive Psychotherapy* wurde sie durch das autobiografische Werk „Ich hab dir nie einen Rosengarten versprochen", indem ihre Patientin Joanne Greenberg unter der Pseudonym Hanna Green ihre Heilung durch die Behandlung von Frieda Fromm-Reichmann beschrieb.

Während Frieda Fromm-Reichmann vor allem als Pionierin der psychoanalytischen Psychosenbehandlung überdauernde Bedeutung gewann, war es Otto Kernberg an der Menninger Klinik und der Cornell University, der das psychoanalytische Vorgehen für die Borderline-Störung spezifizierte. Vor dem Hintergrund der Objektbeziehungstheorie von Melanie Klein und William Fairbairn, die aufbauend auf der empirischen Säuglings-Kleinkindforschung die zentrale Bedeutung der frühen Mutter-Kind-Beziehung für die Persönlichkeitsentwicklung erkannten, wurde das psychoanalytische Vorgehen für die Behandlung von „frühen" bzw. „strukturellen" Störungen modifiziert. Bereits Freud (1916) hatte ja bemerkt, dass diese „Störungen des Ichs" (später: strukturelle Störungen) durch die klassische Psychoanalyse nicht bearbeitet werden könnten, dafür brauche es „andere technische Methoden". Der speziell für die Behandlung von Menschen mit Borderline-Persönlichkeitsstörungen entwickelte Ansatz, die Transference-Focused-Psychotherapy (TFP) ist eine der vier nachweislich wirksamen Behandlungsformen und wird im Abschn. 3.2 kurz beschrieben. Besondere Bedeutung hat Kernberg auch durch die Weiterentwicklung der Diagnostik erlangt. Ein von ihm entwickeltes semistrukturiertes Interview erfasst das „Organisationsniveau der Persönlichkeit" und führt damit einen „quantitativen" Strukturbegriff ein. Im Unterschied zur typologischen Diagnostik im DSM und ICD 10 wird hier ein dimensionales Modell zugrunde gelegt, wonach strukturelle Fähigkeiten oder Ich-Funktionen mehr oder weniger beeinträchtigt sein können. Dieses dimensionale Verständnis von Persönlichkeitsstörungen hat sich im ICD-11 durchgesetzt, indem hier die selbstbezogenen und interpersonellen Persönlichkeitsfunktionen erfasst werden. Da die Borderline-Persönlichkeitsstörung als einzige der bislang definierten Diagnosen erhalten bleibt, muss darauf an dieser Stelle nicht weiter eingegangen werden.

Die ersten kontrollierten Studien zur Wirksamkeit psychotherapeutischer Behandlung wurden von Marsha Linehan in Bezug auf die von ihr entwickelte Dialektisch Behaviorale Therapie durchgeführt (Linehan et al. 1991). Inzwischen gibt es vier spezialisierte Behandlungsansätze, deren Wirksamkeit in der Behandlung der Borderline-Persönlichkeitsstörung in kontrollierten Studien nachgewiesen werden konnte und die daher in der S3-Leitlinie (DGPPN 2022) empfohlen werden.

Bevor auf diese genauer eingegangen wird, soll das aktuell vorliegende empirisch gesicherte Wissen zum Verlauf der Borderline-Persönlichkeitsstörung vorgestellt werden.

2.2 Verlaufsformen der Borderline-Persönlichkeitsstörung und Mortalität

Typischerweise entwickeln sich die Symptome einer BPS in der frühen Adoleszenz und erreichen ihr punctum maximum in der Spätadoleszenz oder im frühen Erwachsenenalter. In diesem Alter berichten 60 % der Betroffenen über Suizidversuche und 80 % über selbstverletzende Handlungen (Gunderson et al. 2011). Da Früherkennung und frühzeitige therapeutische Maßnahmen das Chronifizierungsrisiko und Langzeitfolgen wie Ausbildungsabbrüche und soziale Desintegration reduzieren können, kann nach der aktuellen S3-Leitlinie die BPS schon ab dem 12. Lebensjahr diagnostiziert werden, sofern zu diesem Zeitpunkt die entsprechenden Symptome bereits über zwei Jahre bestehen.

Erste Erkenntnisse über den Langzeitverlauf von verschiedenen Persönlichkeitsstörungen stammen aus der *Collaborative Longitudinal Disorders Study* von Grilo et al. (2000). In diese Studie wurden insgesamt 668 Patient*innen, davon 26 % BPS eingeschlossen, die sich zum Stichtag in stationärer Behandlung befanden. Bei der BPS zeigten die Ergebnisse über den gesamten 10-jährigen Untersuchungszeitraum eine kumulative Remissionsrate (Abnahme vorhandener diagnostischer Kriterien) von über 90 % (Gunderson et al. 2011). Diese günstige Prognose wurde auch in der *McLean Study of Adult Development* (Zanarini et al. 2005), in der 290 stationär aufgenommene Borderline-Patien*innen zu verschiedenen Zeitpunkten untersucht wurden, bestätigt. Mittlerweile erfassen die aus der Studie gewonnen Daten mit einer Rücklaufquote von 87 % einen Zeitraum von über 16 Jahren (Zanarini et al. 2012). Nach 2 Jahren lag die kumulative Remissionsrate bei 35 %, nach vier Jahren bei 55 %, nach 8 Jahren bei 88 %, nach 12 Jahren bei 95 % und nach 16 Jahren bei 99 %. Ebenso verbesserte sich das psychosoziale Funktionsniveau über den gesamten Untersuchungszeitraum, allerdings in einem geringeren Ausmaß als in der Kontrollgruppe.

Dass die Diagnosekriterien für eine BPS im Laufe der Jahre nicht mehr erfüllt sind, heißt aber nicht, dass die Betroffenen psychisch gesund werden und unbeeinträchtigt am Leben teilhaben können. In einer aktuellen deutschen Untersuchung von 58 Borderline-Patient*innen wurde 12–18 Jahre nach der Behandlung bezüglich der Borderline-Diagnosekriterien zwar ebenfalls eine Remissionsrate von über 80 % nachgewiesen, aber nur 44 % erreichten einen GAF-Wert von über 60 und nur 49 % gaben in einem Selbstrating einen Wert für ihre subjektive Lebenszufriedenheit an, die den Durchschnittswerten Gesunder entspricht (Zeitler et al. 2018). Hinzu kommt, dass bei all diesen Follow-up Untersuchungen die Rücklaufquote nur bei ca. 80 % liegt, sodass zu befürchten ist, dass ungünstige Verläufe bei den fehlenden Daten häufiger wären, was zu einer Verzerrung der Datenlage in Richtung positiver Behandlungsverläufe führen würde.

Es ist daher davon auszugehen, dass es in mindestens der Hälfte der Fälle eher zu einer Symptomverschiebung als zu einer grundsätzlichen Besserung des psychosozialen Funktionsniveaus kommt. Die auffälligsten Symptome wie Impulsivität, Suizidversuche und selbstverletzendes Verhalten klingen zwar im mittleren Erwachsenenalter meist ab, Angst und Depression chronifizieren hingegen. Essstörungen und erhöhter Substanzkonsum führen, zusammen mit körperlichen Begleiterkrankungen, unabhängig von Suiziden zu einer deutlich verringerten Lebenserwartung (Herpertz et al. 2022). Dies verdeutlicht, dass Menschen, die an einer BPS leiden, häufig längerfristig und auch über eine Remission der vordergründigen Borderline-Symptomatik hinaus auf therapeutische und psychosoziale Unterstützung angewiesen sind. Eine vollständige Genesung im langjährigen Verlauf wird aktuell immerhin bei ca. der Hälfte der Betroffenen vermutet (DGPPN 2022). Zu den Prädiktoren eines positiven Langzeitverlaufes zählen wenig überraschend ein jüngeres Alter bei Erstbehandlung, ein guter Bildungsstand sowie eine geringe Inanspruchnahme stationärer Hilfen (vgl. Gunderson et al. 2011), wobei letztere wohl auf weniger starke ausgeprägte Selbstverletzungen und Suizidalität zurückzuführen ist.

Die Bedeutung von spezialisierten Behandlungsangeboten für den Langzeitverlauf ist aus den genannten Studien nicht klar beurteilbar, da zum einen viele der Patient*innen im Verlauf unterschiedliche Therapieerfahrungen aufweisen, zum anderen auch Studien mit Stichproben ohne eine psychotherapeutische Versorgung hohe Remissionsraten zeigen (vgl. Paris und Zweig-Frank 2001). Allgemein wird angenommen, dass die natürliche Remissionsrate durch Psychotherapie beschleunigt und gefördert wird. Dies konnte z. B. im Rahmen einer Studie zur Wirksamkeit der DBT innerhalb des bestehenden Berliner Borderline Netzwerkes gezeigt werden, wo 77 % der Patient*innen bereits nach einem Jahr DBT nicht mehr die diagnostischen Kriterien für eine BPS erfüllten (Stiglmayr et al. 2014).

Auch wenn die Schwere der Störung sehr unterschiedlich ausgeprägt sein kann, geht die Borderline-Persönlichkeitsstörung in der Regel mit beträchtlichem Leidensdruck und deutlichen Beeinträchtigungen des psychosozialen Funktionsniveaus einher. Bei einem Drittel der Betroffenen liegt der GAF-Wert (Global Assessment of Functioning Scale) unter 50, was bedeutet, dass es zu starken Beeinträchtigungen in mehreren Lebensbereichen kommt. Damit sind in diesen Fällen die Kriterien einer schweren psychischen Störungen („SMI – severe mental illness") erfüllt (Lora et al. 2007).

Wichtig

- Bei knapp 50 % der Personen mit einer Borderline-Persönlichkeitsstörung kann von einem günstigen Verlauf mit Erreichung durchschnittlicher Werte für subjektive Lebensqualität und psychosozialem Funktionsniveau ausgegangen werden.
- Bei mehr als 50 % bleiben deutliche Einschränkungen des psychosozialen Funktionsniveaus bestehen, wenn auch die störungstypischen Symptome wie Selbstverletzungen und chronische Suizidalität im Laufe der Jahre abklingen und damit die Diagnosekriterien der Borderline-Persönlichkeitsstörung nicht mehr regelmäßig erfüllt sind.

Die Mortalität von Betroffenen ist höher als in der Gruppe der Menschen mit unipolaren Depressionen oder bipolaren Störungen aber niedriger als bei Personen mit psychotischen Erkrankungen (Schneider et al. 2019). Rezente Studien zeigten aber, dass diese erhöhte Mortalität entgegen früheren Annahmen nicht ausschließlich auf Suizide sondern vielmehr auch auf somatische Komorbiditäten im späteren Verlauf zurückzuführen ist (Herpertz et al. 2022).

Bezüglich Suizidrate gehen die Einschätzungen auseinander. Lange Zeit ging man von einer Suizidrate von ca. 10 % aus (z. B. Paris a. Zweig-Frank 2001). Jüngere prospektive Studien ergaben ein optimistischeres Bild: So ist z. B. in der S3-Leitlinie eine Suizidrate von 2–6 % (DGPPN 2022) angegeben. Diese Daten stammen vor allem aus zwei prospektiven Studien: der CLPS Studie (Collaborative longitudinal personality disorders study) von Skodol et al. (2005) und der MSAD-Studie (McLean Study of Adult Development) von Zanarini (2019). In der CLPS-Studie, die Daten von verschiedenen Zentren zusammenfasste, wurden 155 Patient*en mit BPS mit Vergleichsgruppen über 10 Jahre verfolgt. Das überraschendste Ergebnis dieser Untersuchung war, dass bereits nach zwei Jahren nur mehr bei der Hälfte der Untersuchten die Diagnosekriterien der Borderline-Persönlichkeitsstörung erfüllt waren. Dieses Ergebnis war übrigens ausschlaggebend dafür, das Diagnosekriterium „dauerhaftes Bestehen seit der Adoleszenz oder dem jungen Erwachsenenalter" im ICD-11 fallen zu lassen und nur ein zweijähriges Bestehen der spezifischen Symptome für die Diagnose zu fordern.

Auch in der MSAD-Studie, in der 290 Borderline-Patient*innen über mehr als 25 Jahre verfolgt wurden, bestätigt sich die hohe Remissionsrate und die niedrige Suizidrate von 5,9 %. Es könnte allerdings sein, dass diese besonders günstigen Verlaufszahlen dem Design prospektiver Studien geschuldet sind: zum einen könnte das Einverständnis zu einer langdauernden prospektiven Studie eher von weniger kranken und behandlungsaffinen Personen gegeben werden, zum anderen könnte die dauerhafte Anbindung an eine Klinik im Rahmen einer prospektiven Studie auch die Behandlungsbereitschaft erhöhen und damit zu positiveren Verläufen und einer niedrigeren Suizidrate beitragen.

Deshalb könnte die in naturalistischen Studien gefundene Suizidrate von 10 % eher den Tatsachen entsprechen (vgl. Paris 2020, S. 250), vor allem, wenn man bedenkt, dass es auch Personen mit Borderline-Persönlichkeitsstörung gibt, die nie in Behandlung kommen und daher von keiner klinischen Statistik erfasst sind. Aussagen dazu werden durch „psychologische Autopsie-Studien" ermöglicht, indem nach erfolgtem Suizid durch Interviews mit Angehörigen die Bedeutung von psychischen Störungen als Ursache eingeschätzt und mögliche andere Beweggründe für den Suizid erhoben werden. So fanden Lesage et al. (1994), dass bei 30 % der Suizidenten in der Studie die Diagnosekriterien einer BPS erfüllt gewesen sein dürften, dass davon weniger als ein Drittel therapeutisch angebunden waren und ein Drittel zu Lebzeiten nie behandelt und diagnostiziert wurden. Während in der Untersuchung von Lesage et al nur Männer eingeschlossen waren, fand sich bei McGirr et al. (2007) ein deutlicher Geschlechtsunterschied: 80 % der Suizident*innen waren männlich.

Da die Mehrzahl aller Patient*innen mit BPS Suizidversuche begehen, wäre es von größtem Interesse, Risikofaktoren zu finden, die tatsächliche Suizide vorhersagen können. In mehreren Studien wurden Patient*innen, die durch Suizid starben mit jenen verglichen, die einen oder mehrere Suizidversuch begingen. Die Ergebnisse sind ernüchternd: „Research has failed to identify clinically useful predictors for suicide", fasst es Joel Paris (2020, S. 136) zusammen. Zwar gibt es eine Korrelation zwischen der Zahl der Selbstmordversuche und der Wahrscheinlichkeit, an einem Suizid zu sterben (vgl. Kullgren 1988) und Risikofaktoren wie Substanzabhängigkeit und gleichzeitiges Vorliegen einer antisozialen Persönlichkeitsstörung, doch sind all diese Zusammenhänge zu schwach, um klinisch nützlich zu sein. Interessant ist allerdings das Alter der Patient*innen, die durch Suizid sterben. Während das punctum maximum der Suizidversuche, wie bereits erwähnt, in der späten Adoleszenz und im jungen Erwachsenenalter liegt, beträgt das Durchschnittsalter der Suizident*innen zwischen 30 und 37 Jahre, was darauf hinweist, dass sich Suizide vor allem bei langanhaltenden Krankheitsverläufen, unwirksamen Behandlungserfahrungen, komorbiden Störungen sowie schweren psychosozialen Problemlagen wie soziale Desintegration oder Erwerbsunfähigkeit ereignen (vgl. Paris 2020). Soloff und Chiappetta (2017) haben in mehreren Studien nach Prädiktoren für Suizide und Suizidversuche gesucht und leiteten aus ihren Daten vor allem die Forderung nach Ausbildungs- und Beschäftigungsangeboten ab, worauf bei der Darstellung der Behandlungsprioritäten noch einmal eingegangen wird.

Wichtig

- Die Suizidrate in naturalistischen Studien liegt bei 10 %.
- Bei prospektiven Untersuchungen einer eher behandlungsaffinen Population liegt die Suizidrate bei 2–6 %.
- Während die meisten Selbstmordversuche von jungen Borderline-Patient*innen durchgeführt werden, sind es vor allem ältere Patient*innen mit langen, erfolglosen Behandlungen und schweren psychosozialen Problemlagen, die durch Suizid sterben.

2.3   „Ursachen" und Entstehungbedingungen der Borderline-Persönlichkeitsstörung

Lange Zeit war es üblich, bei Vorliegen einer Borderline-Persönlichkeitsstörung einen sexuellen Missbrauch oder eine andere Form der schweren Traumatisierung in der Kindheit zu vermuten. Auch heute noch gibt es vor allem unter Traumatherapeut*innen die Tendenz, die BPS als komplexe posttraumatische Belastungsstörung zu verstehen und damit von der klinischen Symptomatik auf eine Traumatisierung zurückzuschließen, auch wenn diese nicht berichtet oder erinnert wird. Und tatsächlich waren ca. zwei Drittel der Borderline-Patient*innen in ihrer frühen Entwicklung tiefgreifenden traumatisierenden Erfahrungen eines sexuellen, körperlichen oder emotionalen Missbrauchs ausgesetzt (Sabon 1997). Meist handelt es sich dabei um Übergriffe von engsten Familienmitgliedern. Da aber zumindest ein Drittel der Betroffenen keine relevante Traumaerfahrung aufweist, sollte von Behandelnden diese nicht routinemäßig unterstellt und das Erinnern an eine vermeintliche Traumatisierung nicht forciert werden, da damit falsche Erinnerungen suggeriert werden können. Immer wieder gerieten so Angehörige unschuldig unter Verdacht und Familien wurden zerstört. In den USA haben hier mehrere

Kunstfehlerprozesse wegen Induktion eines „False-memory-Syndroms" ein Umdenken angeregt.

Auf der Basis von epidemiologischen Untersuchungen, die gezeigt haben, dass bis zu 40 % der Borderline – Patient*innen keine relevante Traumaerfahrung aufweisen (Figueroa und Silk 1997) und 80 % der Erwachsenen mit der Anamnese eines sexuellen Missbrauchs keine offenkundigen psychopathologischen Auffälligkeiten zeigen, weiß man heute, dass sexuelle Traumatisierung weder eine notwendige noch eine hinreichende Bedingung für die Entwicklung einer Borderline-Störung ist. Vielmehr könnten sowohl frühe Traumata als auch eine genetische Disposition zu der für die BPS zentral bedeutsamen Störung der Affektregulation mit starken aversiven Affekten führen, während andererseits frühe Traumata auch die Wahrscheinlichkeit der Entstehung anderer psychischer Störungen wie Depression, Angststörungen, Somatisierungsstörungen oder Abhängigkeitserkankungen erhöhen.

Im Sinne des in der Psychiatrie verbreiteten Vulnerabilitäts-Stress-Modells für die Entstehung psychischer Störungen wird auch bei der Borderline-Persönlichkeitsstörung heute von Wechselwirkungen zwischen genetischen und psychosozialen Variablen ausgegangen. Eine Zwillingsstudie, die die Konkordanzraten von eineiigen und zweieiigen Zwillingen vergleicht (Torgersen 2000), legt eine erhebliche Bedeutung genetischer Faktoren nahe. Bei dieser „genetischen Disposition" dürfte es sich im Wesentlichen um eine Emotionsregulationsstörung handeln. Laut John Gunderson (2016) zeigen Personen, die später die Diagnosekriterien einer Borderline-Störung erfüllen, bereits von Geburt an überdurchschnittlich ausgeprägte und heftige negative Affekte, welche im Vergleich zu anderen Kindern nur unter deutlich vermehrtem Zuwendungsaufwand der Bezugspersonen reguliert werden könnten. In weiterer Folge entwickelt sich laut Gunderson bei Menschen mit BPS eine „interpersonelle Hypersensitivität": Sie erleben in alltäglichen zwischenmenschlichen Situationen viel häufiger subjektive Momente der Zurückweisung, der fehlenden Beachtung oder Kränkung, was wiederum zu schwer kontrollierbaren negativen Affekten (v. a. Wut und Aggression) führt.

Ein ähnliches Erklärungsmodell bietet die Dialektisch Behaviorale Therapie von Marsha Linehan. Martin Bohus (2011), der die DBT im deutschen Sprachraum bekannt gemacht und weiterentwickelt hat, beschreibt zwei „Ursprungsbedingungen" für die BPS: (epi)genetisch bedingte affektive Hypersensitivität und/oder frühe traumatische Erfahrungen. Hinzukommen muss jedoch eine traumatisch erlebte Invalidierung, das heißt, dass die elterlichen Bezugspersonen auf die emotionalen Bedürfnisse des Kindes nicht adäquat eingehen können. Durch unangemessene Reaktionen auf emotionale Äußerungen des Kindes lernt dieses nicht, seine Erregung richtig zu bewerten, unangenehme Gefühle auszuhalten und als Hinweis auf nicht erfüllte Grundbedürfnisse zu nützen. In dem Teufelskreis aus konstitutioneller emotionaler Dysregulation und invalidierendem Umfeld entwickeln sich dysfunktionale Verhaltensmuster wie Impulsdurchbrüche, Selbstverletzungen und dissoziative Phänomene, die kurzfristig Aufmerksamkeit und emotionale Zuwendung erzwingen und dadurch verstärkt werden.

Die meisten spezialisierten Behandlungsansätze gehen damit von genetisch festgelegten Temperamentsmerkmalen wie heftigen Emotionen, schlechten Selbstberuhigungsfähigkeiten und einer hohen Dissoziationsneigung bei den Betroffenen aus. Aus der Temperamentsforschung ist bekannt, dass sich bereits Babys und Kleinkinder darin unterscheiden, wie stark negative Gefühle wie Angst oder Ärger ausgeprägt sind und wie leicht sie sich beruhigen lassen. Zweifelsohne stellen diese „schwierigen" Kinder für ihre Eltern eine größere Herausforderung dar. Wenn die Eltern nun überfordert sind, ihre Kinder nicht verlässlich genug beruhigen können, kann eine länger dauernde Emotionsregulationsstörung entstehen. Die Persönlichkeitsentwicklung – und damit auch die Entwicklung von Persönlichkeitsstörungen – wird damit als Ergebnis von Wechselwirkungen zwischen dem Temperament des Säuglings bzw. Kleinkindes und dem Erziehungsstil der Eltern konzeptualisiert.

Neben körperlicher und sexueller Gewalt stellen emotionale Vernachlässigung, eine feindselige Familienatmosphäre sowie ein entwürdigendes Erziehungsverhalten weitere bedeutsame Risikofaktoren dar. Emotionsregulation und Selbststeuerung, die für das Erreichen langfristiger Ziele und befriedigender Beziehungen nötig sind, muss gelernt werden. Wenn dies von Eltern nicht ausreichend unterstützt wird, können sich bei entsprechender biologischer Disposition hochproblematische Muster wie Wutanfälle, Dissoziation, Selbstverletzungen etc. entwickeln, die letztlich zum Vollbild der Borderline-Störung führen.

Neben den belastenden frühkindlichen Beziehungserfahrungen ist das Scheitern an den Entwicklungsaufgaben in der Adoleszenz ein wesentlicher Faktor für die Entwicklung einer Borderline-Störung. Individuation, das Entwickeln von Lebenszielen im Rahmen eigener Wertvorstellungen, das Eingehen und die Gestaltung intimer Beziehungen stellt die emotionale Regulationsfähigkeit auf eine harte Probe. Wenn es keine geeigneten Rollenvorbilder gibt, wenn sich problematische Verhaltensmuster wie Selbstverletzungen und Substanzkonsumstörungen in der Peergroup häufen und die Orientierungslosigkeit angesichts heterogener Wertvorstellungen in einer Gesellschaft steigt, so scheint die Ausbildung einer BPS wahrscheinlicher zu sein.

Hier wird deutlich, dass nicht nur das familiäre, sondern auch das weitere gesellschaftliche Umfeld für die Entwicklung von Borderline-Persönlichkeitsstörungen von Bedeutung sind. Die Steigerung der Suizidraten von Adoleszenten in den letzten 60 Jahren kann daher auch als Folge sozialer Instabilität betrachtet werden (vgl. Paris 2007, S. 39). Im Unterschied zu traditionellen Gesellschaften, in denen eine starke soziale Kohäsion besteht und soziale Rollen durch eine hohe intergenerationale Kontinuität vorgegeben sind, zeichnen sich moderne Gesellschaften durch wenig soziale Kohäsion und extrem viele Freiheitsgrade in der Identitätsentwicklung aus. Weder wird die Berufslaufbahn vorgegeben, noch werden Ehen arrangiert. Was für die Mehrheit der stabilen und ressourcenreichen Jugendlichen ein Vorteil ist, könnte für labilere Personen mit weniger psychosozialen Ressourcen eine Überforderung darstellen und damit zur erhöhten Prävalenz von BPS, Suiziden und Selbstmordversuchen von Adoleszenten beitragen. Der Anstieg der Suizidrate von Adoleszenten in Zusammenhang mit der Modernisierung der Gesellschaft in Schwellenländern dürfte diesen Zusammenhang bestätigen. Hinzu kommt in westlichen liberalen Gesellschaften in den letzten zehn Jahren noch der Optimierungsdruck durch dauernden Vergleich in den sozialen Medien, deren übermäßiger Konsum in der Pubertät sich nachweislich negativ auf psychische Gesundheit auswirkt.

Viele Autoren plädieren daher dafür, die Borderline-Störung als eine „sozialsensitive" Störung zu verstehen (z. B. Paris 2007, S. 40), weil sie in unterschiedlichen Gesellschaften unterschiedlich häufig vorkommt (was zum Beispiel bei der Schizophrenie und der bipolaren Störung nicht der Fall ist). Jedenfalls ist die Adoleszenz für die gesunde Reifung der Persönlichkeit eine extrem wichtige Phase, wenn auch in der Fachliteratur deutlich weniger berücksichtigt als die frühe Kindheit. In der therapeutisch motivierten Auseinandersetzung mit der Biografie sollte die Adoleszenz daher keinesfalls vernachlässigt werden, weil sie im Unterschied zur kindlichen Erfahrung nicht nur die Auseinandersetzung mit dem „Erlittenen" sondern auch mit eigenen Entscheidungen, Werten und Überzeugungen sowie deren Wandlungsfähigkeit ermöglicht (vgl. Wagner et al. 2023, S. 53 f.).

Wichtig

- Sexuelle Traumatisierung ist weder eine notwendige noch eine hinreichende Bedingung für die Entwicklung einer Borderline-Störung.
- Die früher weit verbreitete Annahme, dass es sich bei der Borderline-Störung immer um eine komplexe Traumafolgestörung handelt, wurde durch wissenschaftliche Untersuchungen nicht bestätigt (vgl. Bohus und Schmahl 2006).
- Neben einer genetischen Disposition und belastenden Erfahrungen in der Kindheit spielen auch gesellschaftliche Faktoren eine bedeutende Rolle in der Entstehung der Borderline-Persönlichkeitsstörung.

S3-Leitlinie – Behandlungsempfehlungen 3

2022 veröffentlichte die Deutschen Gesellschaft für Psychiatrie und Psychotherapie, Psychosomatik und Nervenheilkunde (DGPPN) eine aktualisierte Behandlungsleitlinie zum Thema Borderline-Persönlichkeitsstörung. An der Erstellung waren 23 verschiedene Fachgesellschaften aus dem gesamten deutschsprachigen Raum, darunter Expert*innen unterschiedlicher Therapiemethoden sowie wissenschaftlich Arbeitende verschiedener Fachrichtungen, aber auch eine Patient*innen- und eine Angehörigenvertreterin beteiligt. Die Leitlinie ist frei online verfügbar und formuliert eine Reihe von Behandlungsvorschlägen auf der Basis anerkannter wissenschaftlicher Forschung.

Nach gängigen Leitlinien ist die regelmäßige und längerfristige ambulante Psychotherapie die Therapie der ersten Wahl für die erfolgreiche Behandlung von Borderline-Störungen. Während insbesondere für störungsspezifische Psychotherapie gute Behandlungsergebnisse vorliegen, gibt es für psychopharmakologische Behandlungen bislang keine überzeugenden Wirkungsnachweise. Zwar wurden für einzelne Medikamente in kleinen Studien immer wieder Hinweise für eine mögliche Wirksamkeit in Bezug auf manche Symptome beschrieben, doch konnten in größeren Studien keine über die Placebowirkung hinaus gehenden bzw. anhaltenden Effekte für Personen mit BPS nachgewiesen werden (DGPPN 2022). So ist im deutschsprachigen Raum auch kein Medikament für die primäre Behandlung der BPS zugelassen. Die psychotherapeutische Behandlung der Borderline-Störung soll deshalb nicht routinemäßig durch psychopharmakologische Therapien ergänzt, geschweige denn durch diese ersetzt werden.

Wenn allerdings konkrete Gefährdungsmomente bestehen, können Medikamente befristet zur gezielten Behandlung einzelner umschriebener Symptome genutzt werden. Selbst in Krisensituationen sollten aber zunächst psycho-

© Der/die Autor(en), exklusiv lizenziert an Springer-Verlag GmbH, DE, ein Teil von Springer Nature 2026
E. Wagner, *Borderline-Persönlichkeitsstörungen versorgungswirksam behandeln*, essentials, https://doi.org/10.1007/978-3-662-72855-0_3

therapeutische Interventionen angewendet und nur bei mangelnder Wirksamkeit pharmakologisch ergänzt werden.

In der Praxis werden vor allem Angstsymptome und Schlafstörungen sowie ausgeprägte und anhaltende depressive Symptome mit Antidepressiva behandelt. Stimmungsstabilisatoren werden immer wieder bei hoher Impulsivität mit Aggressionsdurchbrüchen sowie bei starker affektiver Labilität eingesetzt, sind dabei aber weit weniger wirksam als bei bipolaren Störungen. Das gleiche gilt für atypische Antipsychotika, die nicht nur bei den fallweise vorkommenden produktiven Symptomen sondern auch bei ausgeprägten Anspannungszuständen sowie Schlafstörungen zur Anwendung kommen. Die immer noch verbreitete Anwendung von Benzodiazepinen ist besonders kritisch zu bewerten, da es aufgrund der erhöhten Vulnerabilität für Suchterkrankungen im Rahmen der BPS rasch zu missbräuchlichem Konsum und körperlicher Abhängigkeit kommt. Wenn durch Entzugssymptome und Craving die affektive Labilisierung weiter verstärkt wird, ist die Situation bald schlechter als vor der Anwendung von Benzodiazepinen.

Trotz dieses in den Leitlinien geforderten restriktiven Einsatzes von Psychopharmaka wird in der Praxis die Mehrheit der Patient*innen mit einer BPS auch psychopharmakologisch behandelt, da dies aufgrund der Angst- und Depressionssymptome und der häufigen Spannungszustände unvermeidbar erscheint. Dies führt dazu, dass bei Patient*innen, die in eine spezialisierte Therapie überwiesen werden, die erste Herausforderung häufig darin besteht, die etablierte aber wenig effiziente medikamentöse Mehrfachbehandlung wieder zu reduzieren (Herpertz et al. 2022).

Ähnlich wie mit pharmakologischen Interventionen verhält es sich auch mit akuten Aufnahmen auf psychiatrischen Allgemeinstationen. Diese scheinen im Sinne der Krisenintervention zwar häufig unausweichlich, sind in der Regel über die kurzfristige Abwendung der akuten Selbst- oder Fremdgefährdung hinaus aber weder hilfreich noch empfohlen. Die aktuellen Leitlinien halten daher fest, dass krisenbedingte stationäre Aufenthalte so kurz wie möglich gehalten werden sollten, da das stationäre Setting einer psychiatrischen Akutstation regressionsfördernd ist, zu Machtkämpfen einlädt und die eher erfolgsversprechende ambulante Psychotherapie unterbricht.

> **Wichtig**
> - Die first-line Therapie der Borderline-Störung ist eine störungsspezifische längerfristige ambulante Psychotherapie.
> - Der Nutzen einer psychopharmakologischen Behandlung der Borderline-Persönlichkeitsstörung ist empirisch nicht nachgewiesen. Es gibt kein Medikament, das speziell zur Behandlung der BPS zugelassen ist.

- Wenn Psychopharmaka trotzdem eingesetzt werden, sollte der Nutzen engmaschig evaluiert werden.
- Stationäre Krisenaufenthalte sollten weitgehend vermieden, jedenfalls aber so kurz wie möglich gehalten werden.
- Stationäre psychotherapeutische Behandlung an spezialisierten Abteilungen sollten Patient*innen vorbehalten sein, die unter ambulanten Bedingungen nicht ausreichend stabilisierbar sind.

In der S3-Leitlinie werden explizit vier störungsspezifische psychotherapeutische Behandlungsansätze erwähnt, die im folgenden kurz vorgestellt werden sollen.

3.1   Dialektisch Behaviorale Therapie nach Marsha Linehan (DBT)

Der von Marsha Linehan (1996) entwickelte Behandlungsansatz wurde in den letzten fünfundzwanzig Jahren von fast allen spezialisierten stationären Behandlungseinrichtungen im deutschen Sprachraum angewandt und gilt damit noch immer als „Goldstandard" bei der stationären Therapie von Borderline-Persönlichkeitsstörungen. Im deutschen Sprachraum ist die Dialektisch-Behaviorale Therapie vor allem von Martin Bohus (2002) verbreitet worden. Die BPS wird dabei im Wesentlichen als eine Störung der Emotionsregulation und der Spannungstoleranz verstanden.

Die DBT beruht auf zwei Säulen: der Beziehungsarbeit in Einzelsitzungen und dem Training psychosozialer Fertigkeiten innerhalb einer Gruppe. Das Skillstraining liegt in manualisierter Form vor (Linehan 1996), dauert 6 Monate und zielt neben der Verbesserung der Spannungs- und Emotionsregulation v. a. auf die Verbesserung der zwischenmenschlichen Beziehungen und der Selbstakzeptanz bzw. „Achtsamkeit" ab. In den Gruppensitzungen sollen Klient*innen lernen, das Erlebte in Worte zu fassen und dabei Gedanken und Gefühle von Ereignissen zu unterscheiden. Durch das Erlernen von Selbstberuhigung und radikaler Akzeptanz soll die Stresstoleranz verbessert werden.

Zur Verbesserung der Emotionsregulierung werden Klient*innen zunächst unterstützt, ihre Gefühle zu beobachten, zu beschreiben und zu benennen sowie die Bedeutung und Auswirkungen der Gefühle zu verstehen. Einzelne Arbeitsblätter bieten Anleitung dafür, wie man emotionale Verwundbarkeit verringern, positiven

Gefühlen mehr Raum geben, schmerzliche Gefühle loslassen und unspezifische Risikofaktoren (Schlaf, Essen, psychoaktive Substanzen, etc.) minimieren kann. Auch den interpersonellen Fertigkeiten sind einige Gruppeneinheiten mit Rollenspielen und Arbeitsblättern mit spezifischen Beobachtungsaufgaben und Übungseinheiten gewidmet.

Die Dialektik in der Beziehungsgestaltung (Wechsel zwischen Wärme, Akzeptanz, empathischer Spiegelung und konfrontativen Kommentaren) findet sich auch in der Konzeptualisierung des Therapieprozesses (Dialektik von Verändern und Annehmen) und in der Einstellung zum „Symptomverhalten": Jede Dysfunktionalität enthält auch Funktionalität, jede Verzerrung enthält auch Wahrheit.

3.2   Transference Focused Psychotherapy (TFP, Übertragungsfokussierte Psychotherapie)

Die TFP wurde 1998 in Form eines Manuals von John F. Clarkin, Frank E. Yeomans und Otto Kernberg beschrieben. Der Fokus der therapeutischen Arbeit liegt in der TFP auf der Durcharbeitung der Übertragungsbeziehung. Dafür werden vor allem die negativen Affekte der Klient*innen therapeutisch aufgegriffen und angesprochen. Die TFP erfordert eine aktivere therapeutische Haltung im Vergleich zur abstinenten Haltung in der klassischen Psychoanalyse und fokussiert mehr das Hier und Jetzt der Übertragungsbeziehung als das „Dort und Damals" der biografischen Rekonstruktion. So wird versucht, nicht nur eine Veränderung auf der Symptomebene herbeizuführen, sondern auch die Persönlichkeitsstruktur der Betroffenen nachhaltig zu verbessern. „Typische" Interventionen der TFP sind Klärung, taktvolle Konfrontation und die Deutung des Übertragungsgeschehens. Behandlungshindernisse, Widerstände und Rückfälle werden immer wieder explizit besprochen und der neue Umgang damit eingeübt. Die Interventionsprinzipien werden manualisiert vorgegeben, ein differenzierter Leitfaden beschreibt die Behandlungstechnik in den verschiedenen Therapiephasen.

Nach einer eingehenden Diagnostik des Persönlichkeitsorganisationsniveaus folgt die Phase des Contracting: in dieser Phase wird eine Art Therapievertrag erarbeitet, der die Aufgaben und Verantwortlichkeiten von Therapeut*in und Klient*in festlegt. Typische Themen sind z. B. der Umgang mit Suizidalität, Selbstverletzung, Suchtmittelmissbrauch, Tendenzen zum Therapieabbruch, etc. In dieser Phase wird überprüft, ob Klient*innen für eine ambulante Behandlung stabil genug sind, oder ob zunächst eine stationäre Behandlung indiziert ist.

3.3 Mentalisierungsbasierte Psychotherapie (MBT)

Ähnlich wie die Objektbeziehungstheorie fokussiert auch die MBT frühe Beziehungserfahrungen. Das zentrale Konzept ist die Mentalisierungsfähigkeit (Fonagy et al. 2004), die sich auf der Basis sicherer Bindungserfahrungen entwickelt. In der gesunden Mutter-Kind-Beziehung werden emotionale Vorgänge ausreichend ausgetauscht und versprachlicht, wodurch die Aufmerksamkeit des Kindes auf seine innerseelischen Vorgänge gerichtet wird. Das Kind lernt so, sowohl die eigenen Gefühle als auch die wichtiger anderer zu verstehen. Fehlt diese Unterstützung oder ist sie stark eingeschränkt, so lernt das Kind nicht, Affekte bewusst wahrzunehmen, zuzuordnen und zu reflektieren. Die Folge ist eine Beeinträchtigung der Selbstwahrnehmung und eine mangelnde oder fehlende eigenständige Kontrolle von Emotionen. Die innere Welt wird als „überreal" empfunden und es kann keine regulierende Distanz zu den eigenen Affekten aufgebaut werden. Dadurch entstehen emotionsgeleitete stereotype Verhaltensweisen und ein Mangel an Einfühlung in das Gegenüber.

Die Mentalisierungsbasierte Therapie versteht sich in diesem Sinn als eine Art Nachhilfe: Klient*innen lernen zu „mentalisieren", also Affekte zu reflektieren. In der Therapie beginnen sie, sich den Sinn eigener und fremder Verhaltensweisen zu erklären, indem sie mit Bedürfnissen, Gefühlen und Überzeugungen verknüpft werden. Dabei geht es nicht um „Einsicht", sondern um die Verbesserung und Stabilisierung der Mentalisierungsfähigkeit. Dieser bewusste Vorgang, also das Interpretieren von Gefühlen, Gedanken und Handlungen führt zu einer verbesserten Emotionsregulation.

Auch die Mentalisierungsbasierte Therapie stützt sich, wie die TFP, auf ein detailliert ausgearbeitetes und manualisiertes Behandlungskonzept (Bateman und Fonagy 2007) und wurde vornehmlich für Borderline-Patient:innen entwickelt. Die Therapie erstreckt sich über einen Zeitraum von mindestens einem Jahr, wobei Einzel- und Gruppensitzungen einander abwechseln.

3.4 Schematherapie bzw. Schemamodustherapie

Die Schematherapie ist eine Weiterentwicklung der kognitiven Verhaltenstherapie, die von Jeffrey E. Young in den Neunziger Jahren für die Behandlung von Personen mit einer deutlichen Persönlichkeitsproblematik entwickelt wurde. Dabei werden die aktuellen Probleme von Klient*innen in einen biografischen Erklärungszusammenhang gestellt: Schemata sind „Interpretationsmuster", die in der Kindheit und Jugend als „realitätsbasierte Repräsentationen" der jeweiligen Lebensbedingungen entstehen. Unter günstigen Entwicklungsbedingungen bilden sich adaptive Schemata, die flexibel zur Erfüllung der Grundbedürfnisse eingesetzt werden können. Wenn hingegen die Grundbedürfnisse des Kindes z. B. nach Sicherheit, Anerkennung oder Bindung anhaltend und massiv verletzt werden, entwickeln sich maladaptive Schemata, die später wesentlich an der Herausbildung von Problemen und Symptomen beteiligt sind. Die Schematherapie versucht nun, unter anderem durch den Einsatz emotiver Techniken die verletzten Grundbedürfnisse hinter den dysfunktionalen Bewältigungsversuchen freizulegen und therapeutisch im Sinne von korrigierenden Erfahrungen zu beantworten.

Für die Arbeit mit Borderline-Patient*innen wurde das Konzept in Richtung „Schemamodus" weiterentwickelt (vgl. Arntz und van Genderen 2010). Prinzipiell wird zwischen vier Formen von Modi unterschieden: der (gesunde) Erwachsenen-Modus, verschiedene Eltern-Modi und Kind-Modi, sowie diverse Bewältigungsmodi. Die Kind-Modi sind nach Youngs Auffassung angeboren und bei allen Menschen zu finden. Unter „Innere(n)-Eltern Modi" werden jene Zustände verstanden, die sich durch die Internalisierung der Forderungen und Bewertungen von frühen Bezugspersonen entwickeln. Klinisch relevant sind dysfunktionale Eltern-Modi, die sich in der Form von „negativen inneren Bewertungen", als innere Kritiker, Antreiber oder Beschämer äußern. Im Spannungsfeld zwischen den Ansprüchen der Eltern – Modi und den Kind – Modi entwickeln sich Bewältigungs-Modi, wie z. B. der „gefühlsvermeidende Beschützermodus", der durch passiv-vermeidendes Verhalten, starke Gefühlsabspaltung, Tagträume bis hin zu Dissoziationszuständen gekennzeichnet ist. Durch die Therapie soll der „Modus des gesunden Erwachsenen" gestärkt werden, da nur in diesem Modus die von den Kindmodi erlebten Grundbedürfnisse in konstruktiver und sozial verantwortlicher Form vertreten und evtl. vorhandene dysfunktionale Eltern-Modi entmachtet werden können.

Wichtig
- Vier spezialisierte Behandlungsansätze (DBT, TFP, MBT und Schematherapie) sind nachweislich wirksam und werden in der S3-Leitlinie empfohlen.
- Allerdings sind alle diese Methoden anspruchsvoll hinsichtlich Qualifizierung der Behandelnden und Compliance der Behandelten und sind daher bezüglich Versorgungswirksamkeit fragwürdig.

Implikationen der Versorgungsforschung

4

Obwohl alle genannten störungsspezifischen Behandlungsansätze ermutigende Erfolgsraten aufweisen, wird die Versorgungssituation der Betroffenen überall, wo sie untersucht wird, als prekär dargestellt. Das heißt: Es gibt nachweislich wirksame Behandlungsformen, aber diese sind nicht flächendeckend realisiert. In den meisten Ländern wird die Behandlung von kurzfristigen stationären psychiatrischen Kriseninterventionen dominiert (vgl. Rittmannsberger et al. 2014), obwohl diese nachweislich nichts zur längerfristigen Stabilisierung beitragen.

Bohus (2007) hat errechnet, dass Borderline-PatientInnen 15 % aller stationär psychiatrischen Behandlungsfälle ausmachen, aber aufgrund der langen Behandlungsdauer 25 % der Gesamtkosten stationärer psychiatrischer Behandlung verursachen. Besonders problematisch ist dabei, dass davon 70 % für Krisenintervention, nur 30 % für stationäre Psychotherapie ausgegeben werden, wobei nur von letzterer nachgewiesen ist, dass sie die Behandlungskosten im Folgejahr senkt. Das häufigste klinische Szenario besteht darin, dass Patient*innen in Krisensituationen aufgrund akuter Selbstgefährdung notfallmäßig auf unspezifischen psychiatrischen Akutstationen aufgenommen werden. Je weniger diese auf die interaktionellen Eigenheiten von BPS-Patient*innen eingestellt sind, desto größer ist die Gefahr einer weiteren Eskalation und desto weniger kann psychotherapeutisch gearbeitet werden. Wenn die Patient*innen ohne adäquate ambulante Nachbetreuung nach Hause entlassen werden, ist die Wahrscheinlichkeit hoch, dass sich das Szenario in der nächsten Krise wiederholt.

Aktuell gelingt es allerdings kaum, Patient*innen mit einer BPS in den außerklinischen Bereichen durch psychotherapeutische oder psychosoziale Angebote

E. Wagner, *Borderline-Persönlichkeitsstörungen versorgungswirksam behandeln*, essentials, https://doi.org/10.1007/978-3-662-72855-0_4

angemessen zu versorgen (vgl. Bräutigam et al. 2020). Dass so wenige Betroffene eine kontinuierliche ambulante Psychotherapie in Anspruch nehmen, ist nicht nur mit der Instabilität der Patient*innen und den daraus resultierenden Behandlungsabbrüchen zu erklären, sondern auch mit den Vorbehalten der Behandelnden (vgl. Melchinger 2009). Die schwierige Beziehungsgestaltung, die Unverlässlichkeit, vor allem aber der ständige Umgang mit Selbstgefährdung macht die Behandlung von Menschen mit BPS für viele wenig attraktiv.

Hinzu kommt zumindest im deutschen Sprachraum eine Entmutigung von allen Psychotherapeut*innen ohne spezifische Zusatzausbildung durch die S3-Leitlinie, die nur DBT, TFP, MBT und Schematherapie für die Behandlung von Personen mit BPS empfiehlt. Dadurch wird Psychotherapeut*innen ohne Spezialisierung implizit nahegelegt, die Behandlung einer bekanntermaßen schwierigen Patient*innengruppe nicht zu übernehmen. Dies ist allerdings problematisch, da die Anzahl spezialisierter Psychotherapeut*innen außerhalb weniger Ballungszentren für die Versorgung der Borderline-Betroffenen bei weitem nicht ausreicht. Iliakis et al. (2019) haben für Deutschland ausgehend von epidemiologischen Daten, Daten der Weltgesundheitsorganisation und internationaler Fachverbände sowie von Daten aus Ausbildungs- und Akkreditierungszentren ein Verhältnis zwischen störungsspezifisch ausgebildeten Therapeut*innen und der jährlichen Anzahl von zu behandelnden Patient*innen mit einer BPS von 1 zu 1102 errechnet.

Es besteht kein Zweifel darüber, dass für eine nachhaltige Stabilisierung der Patient*innen und damit auch für eine Reduktion der Krankheitskosten ein langfristig und kontinuierlich strukturiertes Behandlungsangebot nötig ist. Die Behandlung soll primär ambulant durchgeführt werden, muss aber auch Kriseninterventionen ermöglichen, damit die erwartbaren Krisen nicht zum Abbruch der Behandlung führen. Psychiatrische Institutsambulanzen (PIA) wären ein wichtiger Baustein der ambulanten Behandlung, weil sie eine zentrale Schnittstelle zwischen stationären und ambulanten Angeboten bieten können. Allerdings setzt deren Finanzierung der Behandlung schwer kranker, „betreuungsintensiver" Patient*innen enge Grenzen (vgl. Schindler et al. 2020).

In Deutschland wurde bereits in der S2 Leitlinie (Renneberg et al. 2010) die Vernetzung bestehender Angebote und die Entwicklung von Modellen der Integrierten Versorgung empfohlen, die konzeptuell störungsspezifisch ausgestaltet werden müssen. Bislang haben sich an einigen Orten regionale DBT-Netzwerke gebildet (vgl. Stiglmayr 2020), von einer bundesweiten Abdeckung des Bedarfs kann aber keine Rede sein.

> **Wichtig**
> - Viele Expert*innen beklagen eine ökonomische und inhaltlich-therapeutische Fehlsteuerung bei der Behandlung der BPS: Die unter den gegebenen Bedingungen unvermeidlichen Krisenaufenthalte erzeugen extrem hohe Kosten, sind aber kaum in der Lage, bei den Betroffenen therapeutische Fortschritte zu erzielen.
> - Dagegen herrscht vor allem im ambulanten Bereich ein eklatanter Mangel an spezialisierten, evidenzbasierten Behandlungsangeboten.
> - Auch die notwendige Vernetzung und Integration unterschiedlicher Angebote ist noch kaum entwickelt.

4.1 Direkte und indirekte Kosten durch BPS

Im Vergleich zu anderen Störungen nehmen BPS-Betroffene häufiger psychotherapeutische, medizinische und psychiatrische Behandlungen sowie psychosoziale Versorgungsangebote wie betreutes Wohnen in Anspruch (Bender et al. 2006; Zanarini et al. 2001). Zu den damit verursachten direkten (Behandlungs)Kosten kommen hohe indirekte Kosten, worunter man alle Produktivitätsverluste durch Arbeits- und Erwerbsunfähigkeit oder vorzeitigen Tod, die der Erkrankung zugeordnet werden können, versteht.

Für Deutschland berechneten Wagner et al. (2013) in der Berliner Borderline-Versorgungsstudie anhand einer Population von 55 Borderline-Patient*innen pro Patient*in vor Beginn der Therapie jährliche Kosten von 26.882 €, wobei die direkten Kosten mit knapp 18.000 € die indirekten Kosten mit knapp 9000 € deutlich übertrafen. Allein 50 % der Kosten fielen auf stationäre sowie teilstationäre Behandlungen, ca. 25 % auf die Folgen der Erwerbsunfähigkeit.

Anhand dieser Zahlen schätzen Stiglmayr und Gunia (2017) die Behandlungskosten der BPS in Deutschland auf 5 Mrd. € pro Jahr. Werden die indirekten Kosten einberechnet, erhöht sich der Betrag auf 7,5 Mrd. €. Diese Kosten werden nur noch von Patient*innen mit einer Schizophrenie oder Multiplen Sklerose übertroffen und nehmen einen beträchtlichen Anteil der Gesamtkosten für die stationäre Versorgung von psychisch erkrankten Menschen ein (Wagner et al. 2013).

Insgesamt legen die Erkenntnisse zur Versorgungsituation von Betroffenen mit einer BPS in Deutschland nahe, dass neben dem Ausbau von therapeutischen Kapazitäten, störungsspezifischen psychosozialen Angeboten im ambulanten und komplementären Bereich eine stärkere und flexiblere Vernetzung zwischen dem stationären und außerklinischen Bereich notwendig ist, um auf den komplexen Hilfebedarf der Betroffenen zu reagieren sowie Chronifizierungsprozessen, sekundären Krankheitsfolgen und Beeinträchtigungen der sozialen und beruflichen Teilhabe entgegenzuwirken (vgl. Grabe und Giertz 2020).

Als best practice Modell wird im Folgenden das Hamburger Modell der Integrierten Versorgung – Borderline beschrieben. Im Anschluss daran werden kostengünstigere, weil weniger aufwändige aber ähnlich gut evaluierte Behandlungsansätze vorgestellt, welche vor allem hinsichtlich ihrer Versorgungswirksamkeit vielversprechend sind.

5.1 Das Hamburger Modell der Integrierten Versorgung – Borderline

Bislang sind Modelle der Integrierten Versorgung vor allem für Menschen mit psychotischen und affektiven Erkrankungen entwickelt worden. Besonders gut evaluiert ist das Hamburger Modell der IV-Psychose, das ein umfassendes Case Management, psychiatrische, psycho- und sozialtherapeutische, bei Bedarf aufsuchende Behandlung, eine permanente Erreichbarkeit und die Möglichkeit zu ambulanter und bei Bedarf auch stationärer Krisenintervention bietet und als Vorbild für das Konzept IV-Borderline diente.

Auch hier bietet ein multiprofessionelles, ambulantes IV-Kernteam eine langfristige, intensive und bei Bedarf nachgehende Behandlung sowie abgestufte Möglichkeiten der Krisenintervention. Es ist in einem psychiatrischen Krankenhaus mit regionalem Versorgungsauftrag angesiedelt und kann auf dessen ambulante und stationäre Strukturen zurückgreifen. Finanziert wird die Behandlung über pauschalisierte Direktverträge mit einer Reihe von Krankenkassen. Die Pauschale orientiert sich an den bisherigen Behandlungskosten der Patient*innen-

© Der/die Autor(en), exklusiv lizenziert an Springer-Verlag GmbH, DE, ein Teil von Springer Nature 2026
E. Wagner, *Borderline-Persönlichkeitsstörungen versorgungswirksam behandeln*, essentials, https://doi.org/10.1007/978-3-662-72855-0_5

gruppe und deckt alle ambulanten und stationären psychotherapeutischen und psychiatrischen Behandlungen ab (Schindler et al. 2020).

Inhaltlich basiert die IV-Borderline auf der Dialektisch Behavioralen Therapie, die mit ihren klaren Rahmenbedingungen und ihrem Fokus auf Reduktion dysfunktionalen Verhaltens für schwer erkrankte Borderline-Patient*innen besonders gut geeignet ist. Neben den fünf Grundpfeilern der DBT (ambulante Einzel- und Gruppentherapie, Telefoncoaching, Notfallbereitschaft, Supervision und Konsultationsteam) umfasst das IV-Borderline noch einige strukturelle Erweiterungen, vor allem in Hinblick auf mögliche Behandlungssettings, sozialpsychiatrische und über die DBT hinausgehende psychotherapeutische Elemente. Damit sollen erwachsene Borderline-Patient*innen, die die Kriterien einer „schweren psychischen Erkrankung" erfüllen (GAF-Wert zwischen 30 und 50) und daher mit den bisherigen Angeboten nicht erreicht wurden, vorwiegend ambulant behandelt werden können (Schindler et al. 2020).

Personell besteht das IV-Kernteam aus Psychotherapeut*innen, Psychiater*innen und Sozialpädagog*innen. Die Behandlung erfolgt im doppelten Bezugstherapeutensystem, sodass Vertretungen während Urlaubs- und Krankheitszeiten möglich sind. Zahlenmäßig sind die Psychotherapeut*innen aufgrund der vor allem psychotherapeutisch definierten Behandlung am stärksten vertreten. Um eine sachgemäße pharmakologische Behandlung sicherzustellen, sind Psychiater*innen fester Bestandteil des IV-Kernteams. Ebenso unverzichtbar sind Sozialpädagog*innen als Teil des IV-Kernteams. Da die Betroffenen oft in prekären sozialen Verhältnissen leben, stellt die sozialpädagogische Unterstützung in vielen Fällen erst die Lebensgrundlagen sicher. Mit niedergelassenen Psychiater*innen und anderen behandlungsrelevanten Personen und Institutionen (z. B. rechtliche Betreuer*innen) wird eng zusammengearbeitet (Schindler et al. 2020).

Übergeordnete Ziele der Behandlung sind die Förderung funktionalen Verhaltens, die bessere Bewältigung von Krisen sowie die Reduktion stationärer Aufenthalte. Stationäre Krisenaufnahmen sollen nach Möglichkeit vermieden werden, sind aber nicht ausgeschlossen. Stationäre psychiatrische oder psychosomatische Behandlungen in anderen Krankenhäusern sind im IV-Vertrag nicht möglich. Die Patient*innen müssen in räumlicher Nähe der Klinik wohnen, sodass sie diese auch in Krisen erreichen können und bei Bedarf auch eine aufsuchende Behandlung möglich ist (Schindler et al. 2020).

Interessant ist die Möglichkeit, je nach Motivationslage und Veränderungsbereitschaft zwischen zwei unterschiedlichen Behandlungsformen zu wählen –

„IV-Therapie" bietet das volle, engmaschige und intensive DBT-basierte Therapie-programm, während „IV-Basis" nur weitmaschige motivationsfördernde Gespräche, aber keine Psychotherapie im engeren Sinne enthält. Der Status „IV-Basis" bietet dem Team die Möglichkeit, auf länger andauernde Commitmentprobleme der Patient*innen zu reagieren und wird auch in späteren Phasen der Behandlung nach Erreichen der wesentlichen Therapieziele als Krisenrückhalt genutzt (Schindler et al. 2020).

Im Rahmen der IV-Therapie nimmt jede Patient*in neben der individuellen Einzeltherapie an einem DBT-Skilltraining teil (Bohus und Wolf-Arehult 2018). Nach Absolvieren des Skilltrainings können optional weitere störungs- und themenspezifische Gruppenangebote innerhalb oder außerhalb der Klinik wahrgenommen werden (Schindler et al. 2020). In wöchentlichen Behandlungs-konferenzen tauschen sich alle beteiligten Berufsgruppen über den Behandlungs-verlauf aus, was eine bestmögliche Behandlungsqualität absichern und die Über-forderung einzelner Behandler*innen verhindern soll.

Der Erstvertrag mit den Krankenkassen umfasst eine zweijährige Behandlung, bei hoher Veränderungsmotivation kann eine Verlängerung beantragt werden. Im Hamburger Modell der IV-Borderline geht man von der Notwendigkeit einer mehr-jährigen intensiven Behandlung aus (Schindler et al. 2020).

Die ersten klinischen Erfahrungen zeigen, dass sich ein Großteil der im Verlauf auftretenden Krisensituationen mit intensiver ambulanter Behandlung auffangen lassen. Stationäre Kriseninterventionen sind seltener und kürzer. Außerdem zeigt eine erste Analyse der Verlaufsdaten in der IV-Gruppe einen fortlaufenden Anstieg des psychischen Funktionsniveaus (GAF). Bei einem durchschnittlichen Aus-gangswert von 38,5 ($SD = 5,1$) stieg dieser nach zwei Jahren auf durchschnittlich 52,7 ($SD = 9,8$) an. Die spezifische Borderline-Symptomatik, erhoben mit der Borderline Symptom List-23 (Bohus et al. 2009), reduzierte sich von anfangs durchschnittlich 50,3 auf durchschnittlich 32,7 (Schindler et al. 2020).

Aufgrund dieser Daten kann das Hamburger Modell der Integrierten Ver-sorgung zwar bezüglich Wirksamkeit als best practice Beispiel herangezogen werden, eine flächendeckende Versorgung auch außerhalb großer Ballungsräume ist allerdings wegen des hohen Personal- und Schulungsaufwandes nicht realisier-bar. Hierfür sind „schlankere" Angebote nötig, auf die im Folgenden eingegangen werden soll.

5.2   STEPPS (System Training of Emotional Predictability and Problem Solving)

Das Programm wurde 2002 von einer Arbeitsgruppe um Nancy Blum in Iowa entwickelt. Seit 2012 liegt es in überarbeiteter Form (Blum et al. 2008) als manualisiertes Gruppenprogramm mit 20 Sitzungen mit einer Dauer von 2 h vor. In drei randomisierten Kontrollstudien konnte gezeigt werden, dass durch diese Gruppenangebote im Seminarstil die Borderline-typischen Symptome wie emotionale Instabilität und Impulsivität gebessert und die Rehospitalisierungsrate gesenkt wurden. Im Vergleich zu DBT wurden zwar Suizidalität und Selbstverletzungen weniger reduziert (Guillén Botella et al. 2020), die psychosoziale Funktionsfähigkeit aber sogar deutlicher gebessert. Dies dürfte darauf zurückzuführen sein, dass STEPPS neben den typisch psychoedukativen Elementen zur Verbesserung der emotionalen Regulationsfähigkeit auch aktiv das soziale Netz einbezieht und eine nachhaltige Partizipation anstrebt: Die Betroffenen werden ermuntert, sich aktiv um die Zusammenstellung eines „Unterstützerteams" vor allem auch für die Bewältigung von Krisensituationen zu bemühen. Dieser trialogische Ansatz sowie die Kombinierbarkeit mit anderen einzeltherapeutischen oder psychosozialen Angeboten sind die wichtigsten Unterschiede zur Vorgehensweise im Rahmen der DBT (vgl. Rahn 2020).

In Deutschland wurde STEPPS 2014 eingeführt, zunächst als Nachsorgeprogramm für zuvor stationär behandelte Borderline-Patient*innen. Das Programm wurde leicht modifiziert auch in Gefängnissen, forensischen Kliniken, in der beruflichen Rehabilitation, mit betroffenen alleinerziehenden Müttern oder als Basis einer Selbsthilfegruppe erfolgreich genutzt (Black et al. 2013). Die Stärken des Programms liegen in der Strukturiertheit des Ablaufes, der Nutzung sozialer Unterstützung, der Vernetzung der Hilfen und der expliziten Thematisierung der psychosozialen Funktionsfähigkeit (vgl. Rahn 2020). Das Programm ist trialogisch angelegt und stellt damit sicher, dass die soziale Unterstützung und das soziale Netz der Betroffenen erhalten bleiben.

Genau dieses Element der Kombinierbarkeit lässt STEPPS aus einer versorgungspolitischen Perspektive nützlich erscheinen, da es dadurch möglich wird, vorhandene einzeltherapeutische Angebote zu nutzen, sofern diese ein ähnliches Störungsverständnis vermitteln und damit für die Nutzer*innen anschlussfähig sind. Die Kombinierbarkeit verschiedener Angebote für eine möglichst effiziente Versorgung von Patient*innen mit BPS ist auch ein zentrales Merkmal des „Good Psychiatric Management", wie es von John Gunderson, dem wohl einflussreichsten klinischen Forscher in diesem Bereich, beschrieben wurde.

5.3 Good Psychiatric Management nach John Gunderson

Wie im Abschn. 2.1 erwähnt, trug John Gundersons Beitrag „Defining Borderline patients. An overwiew" 1975 wesentlich dazu bei, dass dieses Störungsbild ca. 35 Jahre nach der erstmaligen Beschreibung durch Adolf Stern ins DSM III aufgenommen wurde. In den folgenden Jahrzehnten publizierte er über 200 Fachartikel und zahlreiche Bücher zu diesem Thema, was ihm im angloamerikanischen Bereich den Titel „Vater der Borderline-Persönlichkeitsstörung" einbrachte. Seine wahrscheinlich nachhaltigste und wichtigste Leistung war die Entwicklung des „Good Psychiatric Management" (GPM), einer Behandlungsstrategie, die darauf abzielt, eine weniger intensive und weniger voraussetzungsreiche, dafür aber versorgungswirksame Behandlung der BPD zu bieten. Während dieser Ansatz im deutschen Sprachraum bislang kaum rezipiert wurde, stellt er die Grundlage der Behandlungsempfehlungen in den Guidelines der American Psychiatric Association (2001) dar.

Im Gegensatz zu den laut S3-Leitlinien empfohlenen Therapieansätzen handelt es sich hierbei nicht um eine Weiterentwicklung einer bestehenden Psychotherapiemethode, sondern um ein spezialisiertes Behandlungskonzept für verschiedene Mental Health Professionals, die kontinuierlich in einem therapeutischen Setting mit Personen mit Borderline-Störungen arbeiten. Die Behandelnden verstehen sich als Case Manager*innen, die in wöchentlichen Terminen in einer supportiven, direktiven und pragmatischen Haltung Patient*innen mit BPS dabei unterstützen, stabilere Lebensbedingungen zu schaffen. Die aktive Förderung von Autonomieressourcen wie Arbeitsfähigkeit und stabilen zwischenmenschlichen Beziehungen (insbesondere auch abseits von erotischen Beziehungen, in denen sich häufig verstärkt problematische Muster realisieren) stehen im Zentrum der therapeutischen Bemühungen. Die gezielte Veränderung von intrapsychischen Störungsmustern steht hingegen nicht im Vordergrund. Vielmehr wird angenommen, dass eine Stabilisierung der Lebenssituation durch Unterbrechung von Problemkreisläufen konstruktive Handlungsmöglichkeiten befördert und damit sekundär zur Entwicklung von funktionalen Erlebens- und Verhaltensmustern führt (vgl. Wagner et al. 2023).

GPM bietet damit ein Therapierational für alle psychosozialen Professionen, die mit Borderline-Störungen befasst sind. Es beinhaltet, was alle first-line Behandelnden wissen müssen und sollte daher laut Gunderson in alle standardisierten Ausbildungscurricula in Psychiatrie, Psychologie und Psychotherapie aufgenommen werden.

Psychoedukation hat dabei einen hohen Stellenwert: Im Zentrum des Störungsverständnisses steht die interpersonelle Hypersensitivität, die als zumindest teilweise genetisch bedingt betrachtet wird. So wird es möglich, den Anteil der Patient*innen an den problematischen Interaktionen selbstwertschonend zu thematisieren, ohne implizit charakterliche Schwächen oder Intentionalität zu unterstellen. Gleichzeitig entbindet die Konzeptualisierung als eine genetische Veranlagung für bestimmte Reaktionsmuster die Betroffenen aber nicht davon, Verantwortung zu übernehmen. Im Gegenteil: Therapeut*innen helfen dabei, Wege zu finden, mit dieser besonderen Empfindlichkeit anders umzugehen, damit Beziehungen und das Leben insgesamt besser gestaltet werden können. Besonders günstig ist das Erklärungsmodell der „interpersonellen Hypersensitivität" bei der Einbeziehung von Familienmitgliedern, da es gegenseitige Schuldzuweisungen reduziert und damit dazu beiträgt, die Kooperation aller Beteiligten zu verbessern.

Während Patient*innen manchmal dazu neigen, die affektiven Leidenszustände (heftige negative Gefühle, Anspannungszustände, Panikattacken, Gefühle der Leere) und Probleme auf der Verhaltensebene (Selbstverletzungen, Suizidversuche, Aggressionsdurchbrüche) losgelöst von ihren interaktionellen Auslösern zu erleben, geht man in diesem Modell davon aus, dass jede Krise durch Beziehungsprobleme ausgelöst wird, auch wenn dies den Betroffenen zum Teil nicht bewusst ist. Im Fokus stehen somit stets die negativen Beziehungserfahrungen, vor allem die aktuellen, da fortlaufende Konflikte in der Familie, im Freundeskreis sowie in Arbeitskontexten zu heftigen negativen Gefühlen und maladaptiven Bewältigungsmustern führen, welche im Sinne eines Teufelskreises dann wiederum die interpersonellen Schwierigkeiten verstärken und mittelfristig die soziale Teilhabe gefährden (Gunderson 2016).

Im Rahmen von GPM werden zunächst regelmäßig wöchentliche Sitzungen angeboten. Das regelmäßige Setting ist für Patient *innen, die definitionsgemäß unter Ängsten vor Zurückweisung und Verlassenwerden leiden und darauf regelhaft mit problematischen Verhaltensmustern reagieren, hilfreich. Im Krisenfall sollen darüber hinaus keine zusätzlichen Therapiesitzungen angeboten werden, um diese dysfunktionalen Muster nicht durch vermehrte Zuwendung zu verstärken. GPM schlägt vor, für Klient*innen auch zwischen den Sitzungen in einem bestimmten Umfang verfügbar zu sein, wobei aber klar vereinbart sein muss, dass diese Zwischenkontakte so kurz wie möglich zu halten sind und nur der Abwendung von akuten Krisen und Gefährdungssituationen dienen, während therapeutische Interaktionen nur in den explizit vereinbarten Sitzungen stattfinden. Außerdem muss besprochen werden, dass die therapeutische Verfügbarkeit nicht rund um die Uhr gegeben ist und dass Patient *innen die in der Therapie erarbeiteten kriseninterventionellen Vorgehensweisen (safety plans) eigenständig durchführen müssen. Für

Therapeut*innen, die eine solche Verfügbarkeit nicht anbieten können oder wollen, sind auch Set-Ups denkbar, in denen Patient *innen Kriseninterventionen zwischen den Sitzungen andernorts (Notfallambulanzen, Telefonhotlines) in Anspruch nehmen.

GPM-Professionals verhalten sich sehr zielorientiert, überlassen aber die Formulierung der Therapieziele nicht vollständig den Patient *innen. Als Ziel für die therapeutische Arbeit betrachten sie die Reduktion des Symptomverhaltens (z. B. Selbstverletzungen und Selbstmorddrohungen) und konkrete Bemühungen um eine Verbesserung der Lebenssituation und der verfügbaren Ressourcen. Der therapeutische Prozess soll regelmäßig gemeinsam mit den Betroffenen auf seine Nützlichkeit hin überprüft werden. Wenn positive Veränderungen ausbleiben, muss überlegt werden, ob die Therapie in der aktuellen Form sinnvoll ist und welche Modifikationen innerhalb der Therapie oder bezüglich des Therapiesettings hilfreich sein könnten.

Im Rahmen von GPM werden nicht nur Angehörige regelmäßig miteinbezogen, Therapeut*innen unterstützen auch aktiv dabei, andere institutionelle Ressourcen wie Sozialarbeit und Berufsrehabilitation in Anspruch zu nehmen, um die Betroffenen in Beschäftigungsverhältnisse zu bringen und die Grundabsicherung zu gewährleisten. Freizeitgruppen und andere psychosoziale Angebote sollen den sozialen Anschluss und funktionale Beziehungen fördern, fachärztlich-psychiatrische Behandlung dient der Etablierung von medikamentösen Maßnahmen, sofern nötig, und zur Unterstützung in Krisen. Insbesondere wird auch die Kombination von Einzel- und Gruppentherapie empfohlen. Den Therapeut*innen kommt hier die Rolle von Case Manager*innen zu, die auch über die Psychotherapie hinausgehende Maßnahmen zur Förderung einer gesunden oder zumindest nicht selbstschädigenden Lebensgestaltung anregen sollen (Gunderson 2016).

Erste Vergleichsstudien zeigten, dass „Good Psychiatric Management" der Borderline-Störung ähnlich wirksam ist wie DBT (Gunderson et al. 2018). Es muss aber betont werden, dass die vorliegenden empirischen Wirksamkeitsnachweise in Quantität und Qualität noch hinter denen der etablierten Therapieverfahren DBT, MBT und Schematherapie rangieren, weshalb GPM im Gegensatz zu diesen in aktuellen Behandlungsleitlinien nicht explizit empfohlen wird. Ein zentraler Vorteil von GPM ist aber, dass der Schulungsaufwand für die Fachkräfte deutlich geringer ist.

Alle spezialisierten Therapieformen, die aufgrund der empirischen nachgewiesenen Wirksamkeit auch in den Behandlungsleitlinien empfohlen werden, können nur unter großem Zeit- und Kostenaufwand erlernt werden. Dementsprechend stehen (ähnlich wie bei anderen spezialisierten Therapieformen wie beispielsweise der Traumatherapie) nur eine beschränkte Zahl von zertifizierten und aktiven Therapeut*innen zur Verfügung. Seitens GPM wird nun aufgezeigt, dass für eine effektive und sichere Behandlung von Menschen mit Borderline-Störung nicht zwingend langjährige Spezialausbildungen notwendig sind, dass aber ein spezifisches Know-how bezüglich der typischen Problemmuster (u. a. selbstschädigendes Verhalten und Suizidalität, schwankende Therapiemotivation und „Widerstand", schwierige und teilweise von Aggression geprägte Interaktionen in der therapeutischen Beziehung etc.) vermittelt werden muss, da es sonst zu häufigen Therapieabbrüchen, aber auch zu ineffizienten Therapieverläufen kommen kann, die sogar mit einer Verschlechterung des Funktionsniveaus einhergehen können.

Auch wenn sich „Good psychiatric management", wie der Name sagt, primär an Psychiater*innen richtet, da eine flexible und situativ optimierte psychopharmakologische Therapie wesentlicher Teil der Behandlung ist, kann das Prinzip des psychotherapeutisch orientierten Case-managements auch von nichtmedizinischen Fachkräften realisiert werden. Psychotherapeut*innen aus unterschiedlichen Verfahren können auch ohne aufwändige Zusatzausbildung in dieser Art eher niederschwellig aber dennoch erfolgsversprechend Behandlung anbieten und damit die prekäre Versorgungslage von Borderline-Patient*innen verbessern.

Ein weiteres Modell, das speziell in Hinblick auf die Verbesserung der Versorgungslage entwickelt wurde, ist das „Stepped care program for borderline personality disorder" (Paris 2013), das im Folgenden vorgestellt werden soll.

5.4 Stepped Care Program for Borderline Personality Disorder von Joel Paris

Joel Paris, emeritierter Professor an der McGill University in Montreal, ist ein anderer Doyen der Borderline-Forschung und Behandlung. Er hat nicht nur mehr als 25 Bücher und 220 peer-reviewed Fachartikel geschrieben, sondern auch zwei Kliniken aufgebaut, die sich auf die Behandlung der Borderline-Störung spezialisiert haben. Basierend auf der Untersuchung von Langzeitverläufen (Paris und Zweig-Frank 2001), die positive Entwicklungen auch bei niedrig frequenten und/oder intermittierenden Behandlungen und sogar bei unbehandelten Betroffenen nachweist, entwickelte er ein stepped care Modell der Behandlung der Borderline-Persönlichkeitsstörung.

In verschiedenen Bereichen der Medizin haben sich stepped care Modelle vor allem bei Erkrankungen mit hoher Prävalenz aber stark unterschiedlichem Verlauf bereits vielfach bewährt. In Australien ist in der National Health and Medical Research Guideline genau dieses Vorgehen für die Borderline-Persönlichkeitsstörung vorgesehen, um eine niederschwellige Initialbehandlung zu gewährleisten und intensive und längerfristige Behandlungen gezielt für jene Patient*innen zu nützen, die auf kurze Interventionen nicht ansprechen. Im deutschen Sprachraum ist auch dieses Modell hingegen bislang wenig rezipiert.

Die Initialbehandlung sollte ohne Wartezeit flächendeckend zur Verfügung stehen, um Chronifizierungsprozesse zu vermeiden. Um die Ressourcen des Behandlungssystems zu schonen, sollen diese Initialbehandlungen zwar störungsspezifisch aber zeitlich limitiert sein. Grenyer (et al. 2018) konnte in einer randomisiert-kontrollierten Studie mit 642 stationär aufgenommenen Patient*innen nachweisen, dass in einem Untersuchungszeitraum von 18 Monaten die Überweisung in eine „stepped care psychologische Behandlung" dem „treatment as usual" (TAU) insofern überlegen war, als es zu weniger stationären Behandlungstagen kam (4,28 statt 13,46 Tagen). Die psychologische stepped-care Behandlung führte auch zu einer signifikant geringeren Wahrscheinlichkeit eines neuerlichen Kontaktes mit einer Notaufnahme. Damit wurden direkte Kosteneinsparungen von 2720 USD pro Patient und Jahr erwirkt. Einschränkend muss allerdings erwähnt werden, dass keine direkten Vergleiche der individuellen Symptomveränderungen angestellt wurden.

In einer eigenen Studie hat Paris mit seinem Team den Outcome einer kurzen, 12 Wochen dauernden Behandlung (short-term, ST) mit den Effekten einer ebenfalls ambulanten extended-care Behandlung (EC) über 6–24 Monaten verglichen (Laporte et al. 2018; Paris 2013). Die Zuweisung erfolgte nicht zufällig, sondern berücksichtigte die Chronizität der Symptomatik und das Ausmaß der Dysfunktionalität. Kurz und weniger schwer Erkrankte wurden primär im ST-Ast behandelt, die schwer und chronisch Kranken im EC-Ast. Wenn Patient*innen von der short-term Behandlung nicht profitierten, wechselten sie ebenfalls in die extended-care Behandlung, wo jeweils 6 monatige Behandlungsblöcke bis zu einer Dauer von maximal zwei Jahren angeboten wurden. In beiden Behandlungsformen werden strukturierte Methoden wie DBT, Mentalisierungsbasierte Therapie oder STEPPS (System Training of Emotional Predictability and Problem Solving) angeboten. In der ST-Behandlung werden eine wöchentliche Gruppentherapie und eine Einzelsitzung angeboten, die psychiatrische Medikation wird nicht übernommen. In der EC-Behandlung werden zwei Gruppentherapien wöchentlich, eine Einzelsitzung und die psychopharmakologische Behandlung angeboten.

In die genannte Untersuchung wurden 681 Patient*innen aufgenommen. Alle diese Personen wurden von Joel Paris untersucht und einem der beiden Behandlungsformate zugewiesen, 86 % zunächst dem ST-Zweig. Von allen behandelten Personen wurde vor Behandlungsbeginn und beim Ende der Behandlung diverse Daten erhoben, bei der EC-Behandlung zusätzlich alle 6 Monate während der laufenden Behandlung. Interessanterweise ist in der untersuchten Population die EC-Gruppe zwar älter (durchschnittlich 36,1 vs. 27,1 in der ST-Gruppe), aber zu Behandlungsbeginn nicht stärker symptombelastet. Die Drop-out Rate betrug bei der ST-Behandlung 28,6 %, bei der EC-Behandlung 40,7 %. Bei beiden Behandlungsformen fanden sich deutliche Verbesserungen in den meisten Symptombereichen (Impulsivität, Emotionsregulation, Depression etc.). Nur für Patient*innen mit Substanzstörung war das EC – Angebot deutlich überlegen. 12 % der initial ST behandelten Patient*innen nahmen in weiterer Folge das Angebot der extendedcare an. Da keine Nachuntersuchungen durchgeführt wurden, weiß man nicht, ob die erzielten Behandlungserfolge stabil sind. Wenn es auch fallweise zu Rückfällen in hoch dysfunktionales Verhalten kommt, zeigt die klinische Erfahrung doch viele anhaltende Besserungen und häufig auch ein Fortschreiten der Stabilisierung nach Beendigung der Behandlung.

Da sich die Hinweise mehren, dass neben den gut evaluierten vier störungsspezifischen Therapieansätzen auch kurze und pragmatische Therapieansätze therapeutisch wirksam sind, sollen deren Behandlungsprinzipien noch einmal übersichtlich dargestellt werden.

5.5   Gemeinsamkeiten empirisch abgesicherter Primärversorgungsangebote für Borderline-Patient*innen

Behandelnde verstehen sich als Case-manager, die in einer unterstützenden, pragmatischen Haltung versuchen,

1) mittels Psychoedukation ein adäquates Störungsverständnis zu vermitteln und dabei auch Familienmitglieder miteinzubeziehen
2) durch konsequente Fokussierung von Störungen der Emotionsregulation diese zu verbessern, damit auch intensive Gefühle ohne selbst- oder fremdgefährdendes Verhalten und ohne Impulsdurchbrüche ausgehalten werden können (Arbeit auf der „inneren Bühne")
3) durch konsequente Ermutigung die Bereitschaft zu Ausbildungs- und Beschäftigungsversuchen zu erhöhen und soziale Einbindung – vor allem auch in nicht intime Beziehungen zu fördern, weil dies nachweislich zur Stabilisierung beiträgt (Arbeit auf der „äußeren Bühne")
4) akutpsychiatrische Aufnahmen zu vermeiden, da diese nachweislich nicht zu einer längerfristigen Stabilisierung der Betroffenen führen
5) nahe Angehörige, die sich nicht offen feindselig oder massiv grenzüberschreitend verhalten, in die Therapie miteinzubeziehen.

Dafür ist ein aktives und kooperationsförderndes Therapeut*innenverhalten nötig. Lange Schweigephasen sollten vermieden, Fragen sollten beantwortet werden, da ein passives, abstinentes Verhalten von Borderline-Betroffenen häufig als ablehnend oder gar feindselig wahrgenommen wird.

Therapeut*innen sollten realistisch Hoffnung vermitteln, indem sie auf die grundsätzlich gute Prognose hinweisen, aber auch betonen, dass dafür die aktive Mitarbeit der Klient*innen nötig ist. Diese aktive Mitarbeit kann auch durch Aufgaben zwischen den Sitzungen gefördert werden: neben Stimmungsprotokollen und Symptomevaluierungen haben sich vor allem Analysen von krisenhaften Situationen bewährt, um die Betroffenen darin zu schulen, den Zusammenhang zwischen interpersonellen Auslösern und negativen Emotionen wahrzunehmen. Auch konkrete Aufforderungen für tagesstrukturierende Maßnahmen, wie sie sonst eher aus psychosozialen Beratungsgesprächen bekannt sind, können sich bei Borderline-Betroffenen als hilfreich erweisen, da die chaotischen Lebensverhältnisse die emotionale Instabilität aufrechterhalten – und natürlich umgekehrt. Die Durchbrechung dieses Kreislaufes von innerer und äußerer Krisenhaftigkeit ist das erklärte Therapieziel, der jeweilige therapeutische Fokus auf der inneren oder äußeren Bühne sollte individuell und situationsspezifisch – nicht programmatisch gewählt werden.

Die intensive Bearbeitung von biografischen Inhalten ist nicht notwendigerweise Teil der Therapie – und häufig auch kontraproduktiv. Zwar ist eine klärungsorientierte Perspektive, in der die Auswirkungen biografischer Erfahrung reflektiert werden und ein Verstehenszusammenhang für aktuelle Schwierigkeiten erarbeitet wird, häufig sinnvoll, eine intensive Bearbeitung von Kindheitserlebnissen ist im Rahmen einer niederschwelligen Basisversorgung jedoch nicht nötig. Ein zu starker Fokus auf die Vergangenheit kann von einer effizienten Beschäftigung mit den aktuellen Problemen ablenken: Die Therapie wird dann nicht zur Bearbeitung der dysfunktionalen Muster genützt, die problemaufrechterhaltend wirken (Paris 2020, S. 109).

Eine weitere Gefahr bei einer intensiven Bearbeitung von aversiven Kindheitserfahrungen besteht darin, die Tendenz von Borderline-Patient*innen, die Verantwortung im außen zu suchen, zu unterstützen. Auch wenn viele Borderline-Betroffene traumatisierende Erfahrungen in frühen Beziehungen gemacht haben, sollten Vorwürfe an nahe Bezugspersonen nicht unkritisch bestätigt werden. Validiert werden kann die subjektive Erfahrung „Ich verstehe, Sie haben Ihren Vater als rücksichtslos und emotional erpresserisch erlebt". Das weitere Interesse bezieht sich dann aber auf die Frage, wie sich diese Erfahrung auswirkt. „Was ist denn der Stand Ihrer Überlegungen, wie sich diese frühe Erfahrung von „nicht gesehen werden" auswirkt? Wie gehen Sie damit um? Inwiefern ist das für Ihr heutiges Erleben noch relevant? Wie beeinflusst es Ihre Beziehungen?" In weiterer Folge richtet sich das Interesse darauf, was der/die Betroffene zu lernen hätte, um mit dieser früheren Erfahrung besser umgehen zu können.

Belastende biografische Erlebnisse sollten somit zum Anlass genommen werden, über aktuelles Erleben nachzudenken. Für die interpersonelle Hypersensibilität, das heißt die große Empfindlichkeit gegenüber Enttäuschungen in nahen sozialen Beziehungen, bieten sich Metaphern wie ein „innerer Verstärker" oder ein „innerer Radikalisierer" an. Dies macht deutlich, dass die Auslöser der heftigen Emotionen nicht im Außen bekämpft werden sollen, sondern dass es vielmehr um das Erlernen bzw. die Verbesserung von Emotionsregulation, von der Distanzierung von überwältigenden Gefühlen, von Selbstberuhigungsfähigkeiten und Impulskontrolle geht. Um Kontrolle über oder zumindest Einfluss auf den „inneren Radikalisierer" zu gewinnen, bieten sich je nach Therapieverfahren unterschiedliche Interventionen an.

Ob die interpersonelle Hypersensibilität, wie Gunderson vorschlägt, als vorwiegend genetisch bedingt gesehen oder als Folge von traumatisierenden Ereignissen verstanden wird, kann im Einzelfall entschieden werden, ist aber für das weitere Vorgehen nicht zwingend relevant. Neurobiologisch kann die BPS als Störung des frontolimbischen Regelkreises beschrieben werden (Schmahl et al. 2014): Es besteht eine Hyperaktivität der Amygdala und eine verringerte Konnektivität mit dem präfrontalen Cortex, was zu einer reduzierten Inhibierung der Amygdalaaktivität führt. Allerdings ist unklar, ob es sich bei diesen Auffälligkeiten um „Ursachen" oder Folgeerscheinungen längerer Krankheitsverläufe handelt.

Selbst wenn traumatisierende Erfahrungen vorliegen, sollte nicht sofort die Diagnose verändert und zur Traumatherapie überwiesen werden, da für qualifizierte Traumatherapie das gleiche gilt wie für spezialisierte Behandlungsansätze in der Behandlung der Borderline-Störung: Plätze sind rar, Wartezeiten entsprechend lange. Zumindest in der ersten Phase der Traumatherapie geht es, wie auch in der Borderline-Therapie um Stabilisierungs- und Distanzierungstechniken. Erst wenn diese Behandlungsschritte erfolgt sind und auch Erfolg gezeigt haben, kann an spezifische Methoden der Traumakonfrontation oder -integration gedacht werden, erst dann kann die Überweisung an spezifisch ausgebildete Traumatherapeut*innen notwendig werden.

Auch wenn die Förderung emotionaler Kompetenzen Aspekte des „Nachbeelterns" umfasst, sollten Therapeut*innen diesen Vergleich nicht überstrapazieren und nicht versuchen, die perfekte Elternfigur zu verkörpern, die der/die Patient*in nie hatte, da auch das regressionsfördernd wirken kann. Stattdessen sollte immer wieder die Therapie als Arbeitsbündnis dargestellt werden, das dazu dient, Emotionsregulation und Mentalisierungsfähigkeit zu verbessern, um damit stabilere Beziehungen aufbauen und Ziele erreichen zu können, die dann das Leben lebenswerter machen.

Der in der Psychotherapie übliche Ausschluss Angehöriger ist bei der Behandlung chronisch psychisch Kranker, die nicht alleine leben, grundsätzlich kritisch zu betrachten, umso mehr bei Adoleszenten, die noch in Abhängigkeit von ihren Eltern leben. Familienangehörige sind meist unmittelbar von der psychischen Störung und dem davon beeinflussten Interaktionsverhalten betroffen. In vielen Fällen scheinen auch die Interaktionsbeiträge naher Angehöriger problemaufrechterhaltend zu wirken, was allerdings nicht bedeutet, dass sie ursächlich für die Entstehung der psychischen Störung verantwortlich sind.

Eine basale Einbeziehung naher Angehöriger dient zum einen der Psychoedukation: die Borderlinestörung wird als eine Emotionsregulationsstörung mit einem erheblichen genetischen Anteil erklärt, was vor allem Eltern hinsichtlich der häufig vorhandenen Schuldgefühle entlastet. Aus meiner Erfahrung bewähren sich Metaphern wie „emotionales Schmetterlingskind", weil diese verdeutlichen, dass auch ein „normaler" Umgang mit dem/der Betroffenen schwere Verletzungen hervorrufen kann. Im Zusammenhang damit können deeskalierende Reaktionen auf unangemessene Vorwürfe oder Forderungen angeboten werden. Die Wirksamkeit dieser Vorgehensweise ist aus der High-expressed-Emotions Forschung bei Familien mit einem psychotischen Mitglied bekannt.

Darüberhinaus verdienen Angehörige, vor allem die Eltern von noch nicht selbstständig lebenden Betroffenen zumindest, über den Zustand des/der Patient/in informiert zu werden. Meist ist es angemessen, die Belastung durch die Erkrankung des/der Betroffenen zu validieren und den Schmerz zu würdigen, der unausweichlich mit dem Erleben von chronischer Suizidalität und Selbstverletzungen eines Familienmitgliedes verbunden ist.

Idealerweise wird Familie nicht nur als Teil des Problems, sondern auch als Teil der Lösung gesehen. Auch wenn in der Vergangenheit Verletzungen passiert sind, sind die meisten Eltern bereit, an einer Verbesserung der Beziehung zu arbeiten und zumindest jene Interaktionsmuster zu unterbrechen, die an der Aufrechterhaltung des Symptomverhaltens beteiligt sind. Solange Eltern nicht offen feindselig, massiv abwertend oder ausbeuterisch mit ihren Kindern umgehen, ist die Einbeziehung im Rahmen regelmäßiger Familiengespräche zumeist sinnvoll.

Manchmal müssen Patient*innen motiviert werden, der Einbeziehung von Angehörigen zuzustimmen. Behandler sollten dies mit dem gleichen Nachdruck betreiben, wie sie eine Bildgebung oder einen Laborbefund veranlassen. Der Hinweis, dass das Gespräch Informationen liefert, die für die Behandlung erforderlich sind, ist dabei oft nützlich. Sehr häufig zeichnen Borderline-Patient*innen ein sehr negatives Bild von nahen Angehörigen: Neben „handfesten" Vorwürfen betreffend

Missbrauch, Misshandlung oder grober Vernachlässigung finden sich oft auch Aussagen über „emotionale Erpressung", „emotionalen Missbrauch", hohen Leistungsdruck oder Benachteiligung gegenüber einem Geschwisterkind. Ohne diese Erfahrungen radikal in Frage stellen zu wollen, muss doch bedacht werden, dass der kritische Blick auf Angehörige oft situationsabhängig ist und der Erklärung bzw. Rechtfertigung aktueller Schwierigkeiten dient.

Es ist bekannt, dass Menschen mit Persönlichkeitsstörungen dazu neigen, Probleme zu externalisieren und die Verantwortung im Außen zu suchen. Daher ist es nicht sinnvoll, diesen Vorwürfen reflexhaft zuzustimmen, vielmehr empfiehlt sich eine genaue Exploration jener Beziehungserfahrungen, die als schmerzhaft erlebt wurden. Handelt es sich dabei um Ereignisse, die „bei fast jedem schwerwiegende Folgewirkungen" gehabt hätten (Definition eines Traumas im ICD-10), kann an der vorwiegend traumatischen Genese der Störung festgehalten und eine dauerhafte Distanzierung von den Verursachern erwogen werden. Handelt es sich hingegen um schmerzhafte Erfahrungen, die in jeder durchschnittlichen Biografie vorkommen, muss die interpersonelle Hypersensitivität in den Fokus rücken. Ein Beziehungsabbruch zu den vermeintlich Schuldigen ist dann kontraproduktiv, weil dadurch die Tendenz zur Attribuierung der Verantwortung nach außen bestärkt wird.

Neben dem Einholen wichtiger anamnestischer Informationen dienen Familiengespräche auch dazu, den Therapieprozess für die Familie zu entmystifizieren, ihnen ein gemeinsames Tragen der Last der Suizidalität anzubieten und um Kooperation und Unterstützung bezüglich der Therapie zu werben. Familienmitglieder, die bislang mit der Suizidalität der Betroffenen alleine umgehen mussten, nehmen dieses Angebot meist dankbar an. Diese Familiengespräche stellen noch keine Familientherapie dar, für die es auf der einen Seite einer entsprechenden Motivation, also der Bereitschaft, an der Veränderung der familiären Interaktionen zu arbeiten und auf der anderen Seite einer familientherapeutischen Qualifikation bedarf. Es handelt sich um eine basale Einbeziehung der Familie, die auch die Wahrscheinlichkeit reduziert, dass es im Falle eines Suizids zu Klagsdrohungen kommt.

Um den praktischen Nutzen für weniger erfahrene Behandelnde zu erhöhen, soll im Folgenden der Umgang mit der größten Herausforderung – der chronischen Suizidalität und den Selbstverletzungen genauer beschrieben werden.

6.1 Umgang mit akuter und chronischer Suizidalität

Psychiater*innen sind daran gewöhnt und darin geschult, Suizidalität einzuschätzen und dementsprechende Behandlungsschritte einzuleiten – im Notfall auch gegen den Willen von Patient*innen. In der Behandlung akut suizidaler depressiver oder psychotischer Patient*innen ist diese Expertise wertvoll. Durch eine stationäre Aufnahme wird Zeit gewonnen, in der in einer geschützten Umgebung durch Medikation das Abklingen der Suizidalität erwartet werden kann. Für den Umgang mit chronischer Suizidalität gilt das nicht. Zum einen kann das jeweils aktuelle Ausmaß der Selbstgefährdung bei chronischer Suizidalität auch durch Expert*innen nicht verlässlich eingeschätzt werden, weil es starken Schwankungen unterliegt. Zum anderen machen die psychiatrischen Behandlungsmaßnahmen, die sich bei der akuten Suizidalität bewähren, bei chronischer Suizidalität keinen Sinn.

Speziell psychiatrische Akutaufnahmen erweisen sich regelmäßig als kontraproduktiv, weil das Leben auf psychiatrischen Stationen häufig regressionsfördernd wirkt. Oft provozieren Borderline-Patient*innen in der Akutpsychiatrie Zwangsmaßnahmen, die dann zu unerwünschten Eskalationen führen und die Aufenthalte verlängern. Selbst wenn das nicht passiert, so werden durch stationäre Aufnahmen doch die therapeutischen Bemühungen um soziale Einbindung und sinnvolle Beschäftigung unterbrochen. Statt alarmiert auf Suizidabsichten zu reagieren und die Behandlung zu unterbrechen, sollte das Thematisieren von Suizidalität dafür genützt werden, besser zu verstehen, welche konkrete Erfahrung, welche Gefühle und Überzeugungen die Suizidabsichten bedingen. Nur wenn die Situationen, die konkrete Suizidabsichten auslösen, im Rahmen der ambulanten Psychotherapie bearbeitet werden können und nicht zur Unterbrechung der Therapie führen, kann

37

E. Wagner, *Borderline-Persönlichkeitsstörungen versorgungswirksam
behandeln*, essentials, https://doi.org/10.1007/978-3-662-72855-0_6

dies mittelfristig zur Überwindung chronischer Suizidalität beitragen. Im Gegensatz dazu führt die Bereitschaft, Patient*innen im Krisenfall stationär aufzunehmen, häufig zu malignen repetitiven Mustern und zunehmend eskalierenden Machtkämpfen, die immer wieder tödlich enden.

Daher sind sich alle Expert*innen einig, dass stationäre Akutaufnahmen tunlichst vermieden werden sollen, allerdings unterscheiden sie sich bezüglich der Striktheit, mit der dies vertreten wird. Während Marsha Linehan im Notfall kurze Aufnahmen von bis zu 24 h toleriert, vor allem wenn vorher das Unterstützungsangebot der ambulanten oder tagesklinischen Betreuung angenommen worden ist, wird seitens TFP die Fortsetzung der ambulanten Behandlung in Frage gestellt, wenn durch Suizidalität eine stationäre Aufnahme nötig wird.

Joel Paris gehört zu den striktesten Vertretern einer ausschließlich ambulanten oder tagesklinischen Behandlung. In seinem Buch „Half in love with death" beschreibt er, wie sich ein akzeptierender Umgang mit den Suizidabsichten chronisch suizidaler Borderline-Patient*innen realisieren lässt. „Tolerating suicidality" bedeutet nicht, Suizidalität zu ignorieren oder konkrete Gefährdung zu verleugnen. Suizidabsichten werden als Ausdruck von hoher Belastung und Verzweiflung verstanden. Aufgabe von Psychotherapie ist es, diese Belastung zu validieren und durch Veränderung des Umganges damit und durch Stabilisierung der Lebensbedingungen zu reduzieren. Therapeut*innen bieten sich diesbezüglich als Unterstützung an und vermitteln Hoffnung: „Ich bin sicher, dass es möglich ist, dass Sie Ihr Leben so weit verändern, dass es für Sie lebenswert ist. Ich kann Ihnen auch versichern, dass ich Sie dabei bestmöglich unterstütze. Aber ich weiß auch, dass meine Unterstützung keine Garantie ist, dass Sie sich nicht umbringen. Mir ist klar, dass ich das nicht verhindern kann. Ich kann Ihnen nur anbieten, mit Ihnen daran zu arbeiten, dass Sie Ihr Leben nicht mehr für unerträglich halten."

Das Ernstnehmen der Verzweiflung erlaubt auch keine Unterstellung von Manipulation oder Aufmerksamkeitssuche. Ähnlich wie Marsha Linehan ist Paris hier sehr strikt, er fordert dazu auf, jede dahingehende Interpretation zu vermeiden und sich den Gründen zuzuwenden, die zur Suizidalität führen (Paris 2007, S. 141)

In Österreich wird die ambulante Behandlung z. B. an der Christian-Doppler-Klinik (Uniklinikum der PMU, Salzburg, Ambulanzleitung Georg Hattwich) möglichst konsequent priorisiert. Borderline-Patient*innen werden regelmäßige Gespräche im Sinne eines Case-Managements angeboten, während Krisenaufnahmen auf Akutstationen strikt vermieden werden. Dies wird z. B. so argumentiert: „Ihr Wunsch, stationär aufgenommen zu werden, ist mir nachvollziehbar. Wir wissen aber, dass es ein Fehler wäre, diesem Wunsch nachzukommen, weil Ihnen eine Aufnahme schaden würde. Ich nehme meine Verantwortung sehr ernst und möchte Ihnen die bestmögliche Hilfe zukommen lassen. Deshalb kann ich das in diesem

Fall nicht so entscheiden, wie Sie es sich intuitiv wünschen würden. Dabei wäre es auch für mich am einfachsten, Ihrem Wunsch zu entsprechen und so zu tun, als würden wir Ihr Problem damit lösen – dann wären wir wahrscheinlich schon längst fertig mit diesem Gespräch. Aber ich nehme mir die Zeit, weil es hier um etwas sehr Wichtiges geht und Sie mir eben nicht egal sind." In weiterer Folge wird auf die Eigenverantwortung hingewiesen: „Es muss unglaublich schwer sein, sich jeden Tag mit der Frage zu beschäftigen, ob man noch weiter leben will. Dass Sie heute hier sind, verweist darauf, dass bislang immer noch der Teil von Ihnen gesiegt hat, der Hoffnung hegt und sich eine Chance auf ein besseres Leben einräumt. Diese Entscheidung muss auch heute bei Ihnen bleiben, denn niemand anderer kann wirklich verhindern, dass Sie sich töten. Lassen Sie uns daher daran arbeiten, was sich in Ihrem Leben verändern müsste, damit Sie sich künftig leichter fürs Leben entscheiden können."[1]

> **Wichtig**
> Im Kontext chronischer Suizidalität sind Behandelnde nicht die Expert:innen, die Suizidalität punktgenau einschätzen und die volle Verantwortung für die Abwendung der Suizidgefahr übernehmen, sondern professionell Helfende, die konsequent und verlässlich bei der Überwindung von Suizidalität helfen.

Dennoch kennen wir alle Praxissituationen, in denen eine Abweisung von suizidalen Borderline-Patient*innen unmöglich erscheint. Auch in den Guidelines for the treatment of BPD der American Psychiatric Association (2001) ist weiterhin Hospitalisierung von Patient*innen, die mit Selbstmord drohen, empfohlen. Patient*innen, die aufgrund ihrer Suizidalität auf stationäre Aufnahme drängen und eine Verweigerung als unterlassene Hilfeleistung erleben, bringen Behandelnde in ein Dilemma. In Anlehnung an John Gunderson (2014) kann bei drohend angekündigter Suizidalität so vorgegangen werden: „Ich weiß, dass Sie im Moment von heftigen Suizidimpulsen geplagt werden und daher stationär aufgenommen werden wollen. Ich bin der Überzeugung, dass diese stationäre Behandlung nichts bringt, aber ich fürchte, dass eine Verweigerung der Aufnahme Sie in Ihrer Suizidalität noch bestärken würde. Liege ich da richtig?" Wenn dies vom Patienten/von der Patientin bejaht wird, kann der Überweisung in ein stationäres Setting zugestimmt werden, um den drohenden Machtkampf zu vermeiden, während

---

[1] Benjamin Miller-Doebeling, persönliche Mitteilung Okt. 2025.

gleichzeitig darauf verwiesen wird, dass es eigentlich Sinn der Behandlung wäre, genau diese Gespräche zur Überwindung von Suizidabsichten zu nützen.

Auch bei schwerer Impulskontrollstörung und drohender akuter Fremdgefährlichkeit z. B. im Rahmen einer Intoxikation mit Alkohol oder anderen Substanzen, die zu einer Enthemmung führen, kann eine stationäre Behandlung inkl. Zwangsmaßnahmen zum Schutz Dritter alternativlos sein. Auch hier sollte die Dauer der Behandlung möglichst kurz gehalten werden, indem Patient*innen entlassen werden, sobald die Rauschwirkung abgeklungen ist, was oft bereits nach einigen Stunden der Fall ist. Wenn fremdgefährliche Handlungen oder Drohungen getätigt werden, sollte erwogen werden diese bei der Polizei anzuzeigen. Oft führt schon die konsequente Ankündigung dieser Grenzsetzung zu einer Beruhigung und der Unterlassung bedrohlicher Handlungen.[2]

Wenn sich Suiziddrohungen nicht in der Spitalsambulanz sondern im therapeutischen Setting ereignen, ist ein reflektierender, deeskalierender Umgang zu empfehlen. Diese Haltung des Nicht-Wissens ist in vielen Psychotherapieverfahren üblich. In der systemischen Therapie wurde in diesem Zusammenhang die Methode des „therapeutischen Splittings" entwickelt. Dann ließe sich auf drohenden Suizid zum Beispiel so reagieren:

„Ich höre gut, was Sie sagen. Die aktuelle Situation erscheint Ihnen unerträglich und Sie kündigen an, dass Sie sich umbringen werden, wenn ich Ihnen nicht helfe, stationär aufgenommen zu werden. Ich möchte Ihnen meine Gedanken dazu mitteilen – aber Sie brauchen ein bisschen Geduld, weil mir diesbezüglich vieles durch den Kopf geht und viele Aspekte berücksichtigt werden müssen. Zum einen verstehe ich Ihre Verzweiflung und den Wunsch, nicht mehr alleine verantwortlich zu sein für Ihre selbstzerstörerischen Impulse. Insofern wäre eine stationäre Aufnahme ein „safe place" – jemand anderer kümmert sich um Sie und übernimmt Verantwortung. Andererseits wissen wir aus der Erfahrung, dass das nicht immer so gut funktioniert. Je nachdem, wer im Dienst ist, kann so ein Aufenthalt auch unangenehm werden und viel Wut in Ihnen auslösen, die dann zu eskalierenden Zwangsmaßnahmen führt, die Sie sich so auch nicht wünschen würden. Außerdem wissen wir, dass Ihnen für Ihre therapeutische Entwicklung, für das, was wir mit unserer Zusammenarbeit erreichen wollen, der Aufenthalt nichts bringt. Es ist nur eine Unterbrechung, eine Auszeit. Wenn diese nur eine Nacht dauert, wäre das noch keine Katastrophe, aber, wie gesagt, das weiß man vorher nicht. Außerdem gibt es noch einen weiteren Aspekt: Wenn Sie stationär aufgenommen werden, heißt das einmal mehr, Sie haben noch nicht gelernt, mit Ihrer Wut, Ihrer Verzweiflung, Ihrer Todessehnsucht so umzugehen, dass Sie damit weder sich noch andere gefährden – das heißt, das, was wir uns für unsere Zusammenarbeit vorgenommen haben, ist noch nicht gelungen. Das ist am Anfang der Therapie kein großes Problem, aber jetzt, nach einem Jahr der Zusammenarbeit, würde ich mich natürlich fragen, ob

---

[2] Georg Hattwich, persönliche Mitteilung Nov. 25.

es: noch gar keine Fortschritte gibt, ob die Fortsetzung der Therapie dann Sinn hat oderbesser, wie lange die Fortsetzung Sinn hat. Ich will Ihnen nicht drohen, aber eine Behandlung fortzusetzen, die offensichtlich erfolglos ist, widerspricht einem ärztlichen (ggf. psychotherapeutischen) Behandlungsethos. Irgendwann wäre es dann meine Aufgabe, mit Ihnen nach Behandlungsalternativen zu suchen. Und außerdem bin ich in diesem Punkt die weniger wichtige Person: Auch Sie könnten erleben – bei aller Erleichterung im Falle einer Aufnahme – dass das auch heißt, dass unsere Bemühungen wieder einmal gescheitert sind, dass alle Ihre Anstrengungen in der Therapie erfolglos waren. Und das könnte Ihre Wut und Ihre Verzweiflung noch verstärken. Ihre Wut auf sich – aber auch auf mich. … Was denken Sie zu all dem, was ich jetzt gesagt habe? Wo stehen Sie mit Ihren Überlegungen?"

In vielen Fällen führt ein Gesprächsangebot wie dieses zu einem gemeinsamen Nachdenkprozess und zu einer Distanzierung vom Aufnahmewunsch. Wenn die Verhandlung der stationären Aufnahme vom Tisch ist, kann über die auslösenden Faktoren der aktuellen Verzweiflung gesprochen und nach stabilisierenden Momenten gesucht werden. In anderen Fällen wird zumindest das Drohungs- und Machtkampfpotenzial reduziert. Fallweise ist es dann möglich, eine kurze stationäre „Auszeit" zu vereinbaren, welche die Therapie nicht unterbricht und auch nicht in Frage stellt, weil es zu keinem destruktiven Agieren, zu keinen Eskalationen und/oder Selbstbeschädigungen kommt.

Beim Abwägen unterschiedlicher Optionen empfiehlt John Gunderson (2014) eine reflexive, abwägende Haltung, die beim Containing der extremen Sichtweisen der Patient*innen hilft: Eine nachdenklich, abwägende Haltung ist demnach nicht Zeichen von Unsicherheit sondern von Reflexions- und Ambivalenzfähigkeit. Gemeinsames Durchdenken von Handlungsalternativen fördert die Antizipationsfähigkeit und hilft bei der Internalisierung von „think first". Dies erscheint mir als eine interessante Alternative zu der häufig geforderten Striktheit im Umgang mit Borderline-Patient:innen.

Jedenfalls gilt es zu vermeiden, dass sich rund um das suizidale Verhalten Machtkämpfe in der Therapie entwickeln. Es ist daher auch nicht unbedingt empfehlenswert, bei akuter Krisenhaftigkeit zusätzliche Therapiesitzungen anzubieten, da dies ebenfalls zur Abhängigkeitsentwicklung führen und damit regressionsfördernd wirken kann. Psychotherapie darf sich nicht zu einem Kampf ums Überleben des /der Patient/in entwickeln, in dem die Verfügbarkeit des/der Behandelnden über Leben und Tod entscheidet. Schlimm genug, wenn nahe Bezugspersonen in dieser Weise verstrickt werden. In der Therapie muss die Verantwortung fürs Überleben konsequent an die Betroffenen zurückgegeben werden. Von Otto Kernberg, hauptverantwortlich für die Entwicklung der Transference Focused Psychotherapy, ist folgende Äußerung überliefert: „Es würde mich sehr bekümmern, wenn Sie sich umbringen, aber ich würde mich nicht dafür verantwortlich fühlen." Patient*innen müssen konsequent daran erinnert werden, dass ihre Beziehungswünsche nicht in der Therapie befriedigt werden können.

Sowohl Gunderson und Links (2014) als auch Paris (2007) empfehlen, das Behandlungsverständnis und auch das Restrisiko eines Suizids mit den nahen Angehörigen zu besprechen. Es ist wichtig, dass Angehörige über das Behandlungsrational informiert sind und die Verantwortung mittragen. Dies reduziert nachweislich das Risiko rechtlicher Schritte im Falle eines Suizids. Die zweite Maßnahme zur rechtlichen Absicherung sind die Konsultation oder Intervision mit erfahrenen Kolleg*innen, um zu klären, ob die Fortsetzung einer ambulanten Therapie trotz chronischer Suizidalität fachlich angemessen ist. Dass all diese Schritte sorgfältig zu dokumentieren sind, muss wohl nicht extra betont werden.

6.2 Umgang mit nicht-suizidalem selbstverletzenden Verhalten (NSSV)

Ein häufiges Symptom der Borderline-Störung sind Selbstverletzungen, die teilweise sogar habituell auftreten und meist nicht in suizidaler Absicht durchgeführt werden. Man spricht daher von nicht-suizidalem selbstverletzenden Verhalten (NSSV). In Einzelfällen ist die Abgrenzung zu (para)suizidalen Handlungen aber schwierig, da Klient*innen im Rahmen von drastischen Selbstverletzungen das Risiko von permanenter oder sogar letaler Schädigung zumindest in Kauf nehmen. In der Regel können Betroffene aber auch selbst suizidale Handlungen von Selbstverletzungen unterscheiden.

Letztere dienen nämlich in erster Linie der Unterbrechung massiv belastender Zustände (hohe Anspannung oder Zustände der Dissoziation, die als völlige Leere oder Gefühllosigkeit empfunden werden). Da in solchen Zuständen häufig ein verändertes Schmerzerleben besteht, nehmen Klient*innen die Selbstverletzungen zunächst nicht als schmerzhaft wahr, vielmehr dürfte der Schmerzreiz zu einer direkten Regulierung der Amygdalaaktivität führen (vgl. Reitz et al. 2012). Dadurch empfinden die Betroffenen Erleichterung und in manchen Fällen sogar ein deutliches Wohlgefühl beim Spannungsabfall nach der Selbstverletzung. Dies macht verständlich, warum selbstverletzendes Verhalten trotz der unübersehbaren Folgeprobleme für Betroffene häufig einen Lösungsversuch darstellt, auf den sie nicht ohne weiteres verzichten können.

Das Problem dabei ist, dass NSSV häufig habituiert und sich damit zu einem immer unspezifischeren Reaktionsmuster bei allen möglichen inneren und äußeren Stressoren entwickelt. Neben Zurückweisung, Kränkung und ausgeprägten Zuständen der „inneren Leere" können dann auch Langweile oder Ratlosigkeit zu

NSSV führen. Wenn dieses Verhalten über längere Zeit gut gebahnt wird, fühlt es sich für die Betroffenen so vertraut an, dass es diesbezüglich häufig wenig Veränderungswillen gibt. Hier empfehlen sich Gesprächstechniken des Motivational Interviewing (Miller und Rollnick 2002), die ursprünglich für die Behandlung von Menschen mit Substanzstörungen entwickelt wurden. Selbstverletzungen oder auch suizidale Handlungen aufzugeben stellt die Betroffenen vor ähnliche Anforderungen, wie Alkohol- oder Drogenkonsum aufzugeben, weshalb in einem ersten Schritt auch Verständnis dafür geäußert werden sollte, dass dieses Verhalten erst aufgegeben werden kann, wenn andere Bewältigungsmöglichkeiten zur Verfügung stehen.

Dennoch muss eine Reduktion von Selbstschädigungen eher früher als später als Therapieziel konsensualiert werden, da langfristig mit einer Verschlechterung der Symptomatik und auch massiven sozialen Auswirkungen zu rechnen ist. Gravierende Selbstverletzungen sind Sprengstoff in jeder nahen Beziehung: Familienmitglieder und Partner können damit keinen gelassenen, souveränen Umgang finden, aber auch therapeutische Beziehungen können dadurch belastet werden (vgl. Wagner et al. 2023).

Wenn in laufenden ambulanten Behandlungen wiederholt Selbstverletzungen auftreten, stellen sich viele Fragen: Riskiert man, das ungewünschte Verhalten zu verstärken, wenn man mit „mehr Aufmerksamkeit" reagiert? Oder treibt man die Betroffenen in die Eskalation, wenn man es ignoriert? Müssen sie sich dann noch tiefer schneiden, um „ernst genommen" zu werden? Selbstverletzendes Verhalten scheint zwei konträre Lösungsmöglichkeiten („Entweder/Oder") nahezulegen und führt damit oft zu familiären Zerwürfnissen oder erheblichen Spaltungen in therapeutischen Teams.

In den etablierten störungsspezifischen Methoden wie DBT (z. B. Bohus 2011, S. 261) und GPM werden Symptome wie Selbstverletzungen und Suizidalität primär als dysfunktionale Lösungsversuche für bislang nicht anders bewältigbare Leidenszustände bewertet. Es sind Symptome, die sich bei steigender Anspannung bei dieser Störung einstellen. Die Unterstellung einer manipulativen Absicht („Die will mich nur hilflos machen", „Das ist alles nur eine Inszenierung, um Aufmerksamkeit zu erregen") ist dabei nicht nützlich. Solange emotionale Belastungen nicht anders kommuniziert und bewältigt werden können, greifen die Betroffenen „zur Selbsthilfe", um die subjektiv unerträgliche Situation zu beenden. Selbstverletzendes Verhalten und andere Impulsdurchbrüche sind damit als Folgen des „Nicht-anders-Könnens" zu betrachten. Für die drängenden, intensiven und oft undifferenzierten Affekte bestehen keine adäquaten Copingstrategien, speziell negative Emotionen werden so heftig erlebt, dass Steuerungs- und Handlungsfähigkeit verloren gehen. Diese Perspektive hilft dabei, die für die konstruktive Bewältigung solcher Krisen zentral notwendige empathische Haltung beizubehalten – und zwar trotz der negativen Gefühle, die bei Therapeut*innen bei selbstgefährdendem Verhalten von Klient*innen nahezu zwangsläufig auftreten (vgl Wagner et al. 2023).

Allerdings soll dabei nicht aus den Augen verloren werden, dass Selbstverletzungen Auswirkungen auf nahe Beziehungen haben, die dann wieder auf die Betroffenen zurückwirken: So kann Risikoverhalten Sorge und damit vermehrte Zuwendung aus dem Umfeld induzieren, was den Betroffenen wiederum hilft, ihren emotionalen Druck zu regulieren. Marsha Linehan (1996) hat in diesem Zusammenhang das Konzept des „Kontingenzmanagements " entwickelt. Grundsätzlich fokussieren Kontingenzverfahren die Tatsache, dass die Konsequenzen eines Verhaltens die Wahrscheinlichkeit beeinflussen, mit der dieses Verhalten wieder auftritt, was allerdings nicht dazu führen darf, Selbstverletzungen oder parasuizidale Handlungen manipulativ misszuverstehen. Linehan bezeichnet es als einen logischen Fehler, wenn man aus den Folgen eines Verhaltens auf die Absicht zurück schließt: Selbstverletzungen sind (in aller Regel) Ausdruck ernster Verzweiflung, dennoch können auch unbeabsichtigt herbeigeführte interaktionelle Folgen der Selbstverletzungen diese aufrechterhalten. Patient*innen soll daher erleben, dass sie maximale Unterstützung bei der *Abwendung* selbstverletzender Impulse erfahren: Therapeut*innen beruhigen und validieren das Leiden, loben die Bereitschaft, sich helfen zu lassen und bieten Hilfe bei der Problemlösung. Andererseits kommen auch „aversive Kontingenzen" zum Einsatz (Missbilligung, Konfrontation, Entzug von Wärme), wenn Klient*innen sich nicht um die Bewältigung autodestruktiver Impulse bemühen. Im Extremfall stellen Therapeut*innen dann die Fortsetzung der Therapie in Frage, reduzieren die Therapiesitzungen oder verordnen eine Unterbrechung der Therapie (vgl. Wagner et al. 2023).

Wiederholte Selbstverletzungen und chronische Suizidalität verursachen bei den behandelnden Therapeut*innen nicht nur Sorge und Angst, sondern häufig auch das Gefühl von Überforderung, fallweise Beschämung oder einfach Ärger. All diese Gefühle müssen verantwortungsvoll „verwaltet" werden, damit sie nicht reaktiv zu übermäßigem Aktionismus, Verstrickung oder aber defensivem Rückzug führen. Die psychotherapeutische Behandlung von stark (auto)destruktiven Personen erfordert daher ein hohes Ausmaß an „Krisenfestigkeit". Diese sollte durch regelmäßige Super- oder Intervision unterstützt werden.

Wichtig
Nicht-suizidales selbstverletzendes Verhalten (NSSV) muss in seiner psychischen Funktion verstanden werden (spannungslösend, selbstbestrafend, Hilfeschrei, …) und sollte nicht als manipulativ interpretiert werden. Trotzdem muss bei der therapeutischen Reaktion darauf geachtet werden, dass nicht unbeabsichtigt das ungewünschte selbstverletzende Verhalten verstärkt wird.

Was Sie aus diesem *essential* mitnehmen können

- Für die Basis-Behandlung der Borderline-Persönlichkeitsstörung sind keine umfangreichen Zusatzausbildungen nötig.
- In vielen Untersuchungen wurde gezeigt, dass ein rasch verfügbares, deutlich psychoedukativ ausgerichtetes Case-Management zu einer psychopathologischen und psychosozialen Stabilisierung führt und damit das „Herausreifen" aus der Borderline-Störung erleichtert.
- Das Konzept der (teilweise genetisch bedingten) interpersonellen Hypersensitivität entlastet von Schuldgefühlen und erleichtert einen konstruktiven Umgang mit der daraus resultierenden emotionalen Instabilität.
- Stationäre Aufnahmen auf der Akutpsychiatrie sind wann immer möglich zu vermeiden, statt dessen sollten regelmäßige (zumindest anfänglich wöchentliche) Therapiegespräche vereinbart werden, in denen neben der Förderung der Affektregulation vor allem die Verbesserung der psychosozialen Einbindung (Arbeits-, Ausbildungs-, Beschäftigungsmöglichkeiten) angestrebt wird.
- In einer ressourcenorientierten, ermutigenden, supportiven therapeutischen Haltung sollen die gesündesten Ich-Anteile angesprochen werden, Regression gilt es zu verhindern.

© Der/die Herausgeber bzw. der/die Autor(en), exklusiv lizenziert an Springer-Verlag GmbH, DE, ein Teil von Springer Nature 2026
E. Wagner, *Borderline-Persönlichkeitsstörungen versorgungswirksam behandeln*, essentials, https://doi.org/10.1007/978-3-662-72855-0

Literatur

Arntz, A. u. van Genderen H. (2010): Schematherapie bei Borderline-Persönlichkeits-störung. Beltz

American Psychiatric Association (2001): Practice for the treatment of patients with border-line personality disorder. Am J Psychiatry. 158(10 Suppl):1–52

Bateman AW, Fonagy P. (2007): Psychotherapie der Borderline Persönlichkeitsstörung. Ein mentalisierungsgestütztes Behandlungskonzept. Gießen (Psychosozial Verlag).

Bender DS, Skodol AE, Pagano ME, Dyck IR, Grilo CM, Shea MT, Sanislow CA, Zanarini MC, Yen S, McGlashan TH, Gunderson JG. (2006): Prospective assessment of treatment use by patients with personality disorders. Psychiatr Serv. 57(2):254–7

Black DW, Blum N, McCormick B, Allen J. (2013): Systems Training for Emotional Predic-tability and Problem Solving (STEPPS) group treatment for offenders with borderline personality disorder. J Nerv Ment Dis.;201(2):124–9.

Blum N, St John D, Pfohl B, Stuart S, McCormick B, Allen J, Arndt S, Black DW. (2008): Systems Training for Emotional Predictability and Problem Solving (STEPPS) for outpa-tients with borderline personality disorder: a randomized controlled trial and 1-year fol-low-up. Am J Psychiatry.165(4):468–78

Bohus M (2002): Borderline-Störungen. Fortschritte der Psychotherapie. Göttingen (Hogrefe).

Bohus M, Schmahl (2006): Psychopathologie und Therapie der Borderline- Persönlichkeits-störung, Deutsches Ärzteblatt, Jg. 103 Heft 49 ﹢

Bohus, M. (2007): Zur Versorgungssituation von Borderline-Patienten in Deutschland. *Persönlichkeitsstörungen Theorie und Therapie* 11: 149–153

Bohus M, Kleindienst N, Limberger MF, Stieglitz RD, Domsalla M, Chapman AL, Steil R, Philipsen A, Wolf M. (2009): The short version of the Borderline Symptom List (BSL-23): development and initial data on psychometric properties. Psychopathology 42(1):32–9.

Bohus M (2011): Dialektisch-Behaviorale Therapie für Borderline-Störungen. In: B. Dulz, S.C. Herpertz, O.F. Kernberg u. U. Sachsse (Hrsg.): Handbuch der Borderline-Störungen. Stuttgart (Schattauer), S 619–639.

Bohus M, Wolf-Arehult, M (2018): Interaktives Skillstraining für Borderline-Patienten. Klett-Cotta

Bräutigam B, Giertz K, Lerch L (2020): Psychotherapeutische, psychiatrische und psychosoziale Versorgung von Menschen mit Borderline-Persönlichkeitsstörung. Psychotherapie Forum 24, 84–86

Clarkin, JF., Yeomans, F., Kernberg, O. (1998): Psychotherapy for Borderline-Personality. Wiley and sons

DGPPN (2022): S3-Leitlinie Borderline-Persönlichkeitsstörung, AWMF-Register Nr. 038 – 015. https://register.awmf.org/de/leitlinien/detail/038-015

Ellison W.D., L.K. Rosenstein, T.A. Morgan a. M. Zimmerman M. (2018): Community and Clinical Epidemiology of Borderline Personality Disorder. *Psychiatr Clin North Am.* 41 (4): 561–573.

Figueroa, E. a. K.R. Silk (1997): Biological implications of childhood sexual abuse in borderline personality disorder. *Journal of Personality Disorders* Vol. 11, No. 1, 71–92.

Fonagy, P., G. Gergely, E. Jurist a. M. Target (2004): Affektregulierung, Mentalisierung und die Entwicklung des Selbst. Stuttgart (Klett-Cotta)

Freud S. (1916): Einige Charaktertypen aus der psychoanalytischen Arbeit. In: Sigmund Freud: Gesammelte Werke. Bd. X. Frankfurt a.M. (Fischer)

Grabe HJ, Giertz K (2020): Die Borderline-Persönlichkeitsstörung in den psychosozialen, psychotherapeutischen und psychiatrischen Versorgungssystemen von Deutschland. Psychotherapie Forum 24, 100–107

Grenyer BFS, Lewis KL, Fanaian M, Kotze B (2018) Treatment of personality disorder using a whole of service stepped care approach: A cluster randomized controlled trial. PLoS ONE 13(11)

Grilo CM, McGlashan TH & Skodol AE (2000): Stability and Course of Personality Disorders: The Need to Consider Comorbidities and Continuities Between Axis I Psychiatric Disorders and Axis II Personality Disorders. Psychiatr Q 71, 291–307, https://doi.org/1 0.1023/A:1004680122613

Guillén Botella V, García-Palacios A, Bolo Miñana S, Baños R, Botella C, Marco JH. (2020): Exploring the Effectiveness of Dialectical Behavior Therapy Versus Systems Training for Emotional Predictability and Problem Solving in a Sample of Patients With Borderline Personality Disorder. J Pers Disord. 35(Suppl A):21–38.

Gunderson JG, Singer MT (1975): Defining borderline patients: an overview, Am J Psychiatry 132(1):1–10. https://doi.org/10.1176/ajp.132.1.1.

Gunderson JG, Stout RL, McGlashan TH et al (2011): Ten-year course of borderline personality disorder: psychopathology and function: from the Collaborative Longitudinal Personality Disorders study. Arch Gen Psychiatry 168: 827–837

Gunderson, J.G. a. P.S. Links (2014): Handbook of Good Psychiatric Management for Borderline Personality Disorder. Washington/London (American Psychiatric Publishing).

Gunderson JG (2016): The Emergence of a Generalist Model to Meet Public Health Needs for Patients With Borderline Personality Disorder. *Am J Psychiatry* 173 (5), 452–458.

Gunderson J, Masland S, Choi-Kain L (2018). Good psychiatric management: A review. Current Opinion in Psychology, 21, 127–131.

Herpertz S.C., I. Schneider, B. Renneberg a. A. Schneider (2022): Patients with personality disorders in everyday clinical practice—implications of the ICD-11. *Dtsch Arztebl Int* 119: 1–7.

Iliakis EA, Sonley AKI, Ilagan GS, Choi-Kain KW (2019): Treatment of borderline personality disorder: is supply adequate to meet public health needs? Psychiatric Services, 79(9), 772–779.

Kullgren G. (1988): Factors associated with completed suicide in borderline personality disorder. J Nerv Ment Dis., 176(1):40–4. https://doi.org/10.1097/00005053-198801000-00005.

Laporte L, Paris J, Bergevin T, Fraser R, Cardin JF. Clinical outcomes of a stepped care program for borderline personality disorder. (2018) Personal Ment Health. 12(3):252–264.

Lesage AD, Boyer R, Grunberg F, Vanier C, Morissette R, Ménard-Buteau C, Loyer M. (1994) Suicide and mental disorders: a case-control study of young men. Am J Psychiatry. 151(7):1063–8

Lenzenweger MF, Lane MC, Loranger AW, Kessler RC (2007): DSM-IV personality disorders in the National Comorbidity Survey Replication. Biological psychiatry 62 (6), 553–564

Linehan M, Armstrong HE, Suarz A, Allmon D, Heard HL (1991). Cognitive-Behavioral Treatment of chronically Parasuicidal Borderline Patients. Arch Gen Psychiatry 48, 1060–1064

Linehan M (1996): Trainingsmanual zur Dialektisch-Behavioralen Therapie der Borderline-Persönlichkeitsstörung. München (CIP-Medien)

Lora A, Bezzi R, Ehrlicher A (2007): Estimating the prevalence of severe mental illness in mental health services in Lombardy (Italy), *Community Mental Health Journal 43 (4), 341–357*

McGirr A, Paris J, Lesage A, Renaud J, Turecki G. Risk factors for suicide completion in borderline personality disorder: a case-control study of cluster B comorbidity and impulsive aggression. (2007) J Clin Psychiatry, 68(5):721–9.

McGlashan TH (1986). The Chestnut Lodge follow-up study: III. Long-term outcome of borderline personalities. *Archives of General Psychiatry, 43*(1), 20–30. https://doi.org/10.1001/archpsyc.1986.01800010022003

Melchinger H (2009): Vertragsärztliche Versorgung psychisch Kranker: Ungleiche Chancen für Patienten. Z Allg Med 85, 247–253.

Miller WR, Rollnick S (2002): Motivational Interviewing: Preparing People for Change (Applications of Motivational Interviewing), Guilford Press

Paris J, Zweig-Frank H. (2001). A 27-year follow-up of patients with borderline personality disorder. Comprehensive Psychiatry, 42(6), 482–487.

Paris J (2007): Half in love with death. Routledge

Paris J. (2013): Stepped care: an alternative to routine extended treatment for patients with borderline personality disorder. Psychiatr Serv. 64(10):1035–7.

Paris, J. (2020): Treatment of Borderline Personality Disorder. A Guide to Evidence-Based Practice. The Guilford Press

Rahn E. (2020): STEPPS (System Training of Emotional Predictability and Problem Solving) in einer vernetzten ambulanten Hilfe für Menschen mit Borderline Persönlichkeitsstörung. In: Psychotherapieforum 3–4

Renneberg B, Schmitz B, Doering S, Herpertz SC, Bohus M (2010): Leitlinienkommission Persönlichkeitsstörungen Behandlungsleitlinie Persönlichkeitsstörungen. *Psychotherapeut* 55: 339–354.

Reitz S, Krause-Utz A, Pogatzki-Zahn EM, Ebner-Priemer U, Bohus M, Schmahl C. Stress regulation and incision in borderline personality disorder--a pilot study modeling cutting behavior. J Pers Disord. 2012 Aug;26(4):605–15. https://doi.org/10.1521/pedi.2012.26.4.605.

Rittmannsberger H, Sulzbacher A, Foff C, Zaunmüller T (2014): Heavy User stationärer psychiatrischer Behandlung: Vergleich nach Diagnosegruppen. In: Neuropsychiatrie 28, 169–177

Sabon, Alex N. (1997): Etiological Significance of Associations Between Childhood Trauma and Borderline Personality Disorder: Conceptual and Clinical Implications. *Journal of Personality Disorders* 11 (1): 50–70.

Schindler A, Neshatrooh P, Krog K (2020): Integrierte Versorgung für Borderline-Patient*innen. Psychotherapie Forum 24, 131–138

Schmahl C, Herpertz SC, Bertsch K, Ende G, Flor H, Kirsch P, Lis S, Meyer-Lindenberg A, Rietschel M, Schneider M, Spanagel R, Treede RD, Bohus M. (2014): Mechanisms of disturbed emotion processing and social interaction in borderline personality disorder: state of knowledge and research agenda of the German Clinical Research Unit. Borderline Personal Disord Emot Dysregul.

Schneider F, Erhart M, Hewer W, Loeffler LAK, Jacobi F. (2019): Mortality and medical comorbidity in the severely mentally ill—a German registry study. *Dtsch Arztebl Int* 116: 405–11.

Skodol AE, Gunderson JG, Shea MT, McGlashan TH, Morey LC, Sanislow CA, Bender DS, Grilo CM, Zanarini MC, Yen S, Pagano ME, Stout RL. (2005): The Collaborative Longitudinal Personality Disorders Study (CLPS): overview and implications. J Pers Disord. 19(5): 487–504.

Soloff PH, Chiappetta L. Suicidal Behavior and Psychosocial Outcome in Borderline Personality Disorder at 8-Year Follow-Up.(2017): J Pers Disord.31(6):774–789. https://doi.org/10.1521/pedi_2017_31_280

Stern A. (1938): Psychoanalytic Investigation of and Therapy in the Border Line Group of Neuroses. Psychoanalytic Quarterly (1938) Volume 7/4 https://doi.org/10.1080/21674086.1938.11925367

Stiglmayr C, Stecher-Mohr J, Wagner T, Meißner J, Spretz D, Steffens C, Roepke S, Fydrich T, Salbach-Andrae H, Schulze J, Renneberg B. (2014): Effectiveness of dialectic behavioral therapy in routine outpatient care: the Berlin Borderline Study. Borderline Personal Disord Emot Dysregul.18;1:20. https://doi.org/10.1186/2051-6673-1-20.

Stiglmayr C, Gunia H (2017): Dialektisch-Behaviorale Therapie (DBT) zur Behandlung der Borderline-Persönlichkeitsstörung. Ein Manual für die ambulante Therapie. Hogrefe

Stiglmayr C (2020): Das ambulante Borderline-Netzwerk in Berlin. *Psychotherapie Forum* 24, 139–145

Torgersen S (2000): A twin study of personality disorders. *Comprehensive Psychiatry* 41 (6): 416–25.

Volkert J, Gablonski T-C, Rabung S. (2018): Prevalence of personality disorders in the general adult population in Western countries: systematic review and meta-analysis. Br J Psychiatry J Ment Sci

Wagner E, Eckert C, Hiesberger-Kamleitner K. (2023): Borderline-Persönlichkeitsstörung. Störungen systemisch behandeln. Carl-Auer

Wagner T, Fydrich T, Stiglmayr C, Marschall P, Salize HJ, Renneberg B, Fleßa S, Roepke S (2013): Societal cost-of-illness in patients with borderline personality disorder one year before, during and after dialectical behavior therapy in routine outpatient care. Behaviour Research and Therapy, 61, 12–22.

Zanarini MC, Frankenburg FR, Khera GS, Bleichmar J. (2001): Treatment histories of borderline inpatients. Compr Psychiatry. 42(2):144–50.

Zanarini MC, Frankenburg FR, Hennen J, Reich DB, Silk KR. (2005): The McLean Study of Adult Development (MSAD): Overview and implications of the first six years of prospective follow-up. J Pers Disord. 19(5):505–23

Zanarini MC, Frankenburg FR, Reich DB, Fitzmaurice G. (2012). Attainment and stability of sustained symptomatic remission and recovery among patients with borderline personality disorder and axis II comparison subjects: a 16-year prospective follow-up study. American Journal of Psychiatry, 169(5), 476–483.

Zanarini MC (2019). *In the fullness of time: Recovery from borderline personality disorder.* Oxford University Press

Zeitler ML, Bohus M, Kleindienst N, Knies R, Ostermann M, Schmahl C, Lyssenko L. (2018): How to assess recovery in borderline personality disorder: psychosocial functioning and satisfaction with life in a sample of former DBT study patients. Journal of Personality Disorders, https://doi.org/10.1521/pedi_2018_32_394.

Weiterführende Literatur

Heesen, B. (2014). Wissenschaftliches Arbeiten. Springer.

Kollmann, T., Kuckertz, A., & Voege, S. (2012). Das 1 x 1 des Wissenschaftlichen Arbeitens – Von der Idee bis zur Abgabe. Springer Gabler.

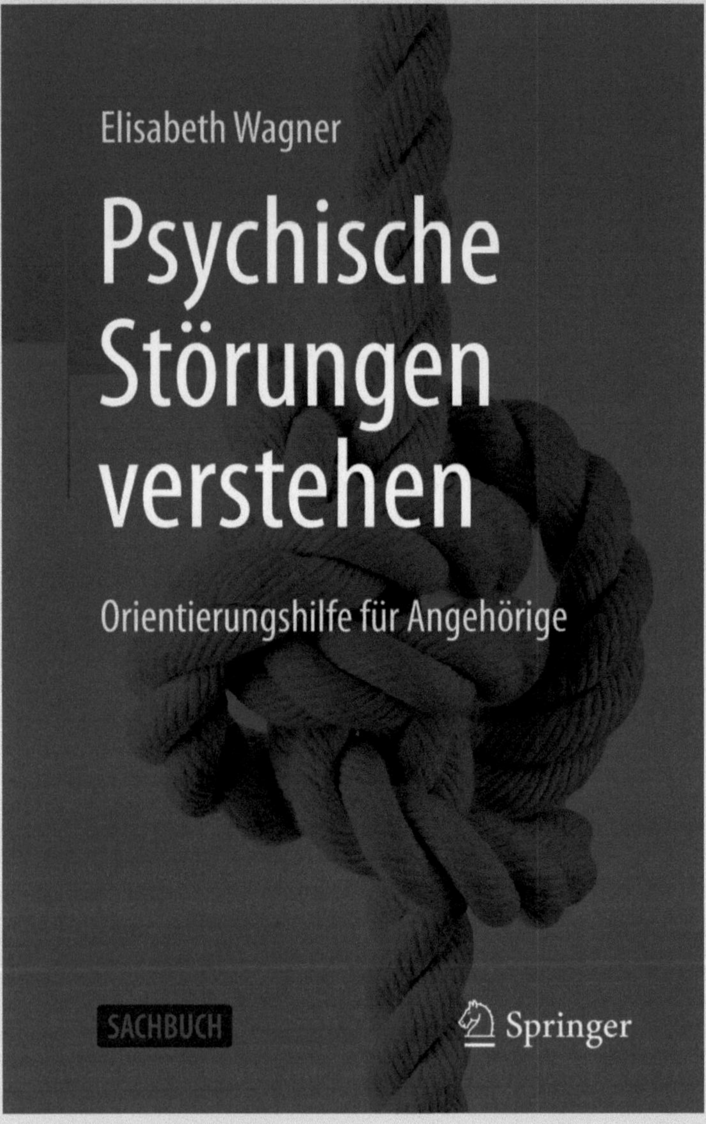

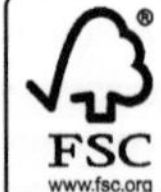

If you have any concerns about our products,
you can contact us on
ProductSafety@springernature.com

In case Publisher is established outside the EU,
the EU authorized representative is:
**Springer Nature Customer Service Center GmbH
Europaplatz 3, 69115 Heidelberg, Germany**

Printed by Libri Plureos GmbH
in Hamburg, Germany